Sven-David Müller

Die Rolle der Ernährung bei Morbus Crohn und Colitis ulcerosa

Dokument Nr. V166784 aus dem GRIN Verlagsprogramm

Sven-David Müller

Die Rolle der Ernährung bei Morbus Crohn und Colitis ulcerosa

GRIN Verlag

Bibliografische Information der Deutschen Nationalbibliothek: Die Deutsche Bibliothek verzeichnet diese Publikation in der Deutschen Nationalbibliografie; detaillierte bibliografische Daten sind im Internet über http://dnb.d-nb.de/ abrufbar.

http://www.grin.com/
Druck und Bindung: Books on Demand GmbH, Norderstedt Germany
ISBN 978-3-640-83857-8

Stellenwert der Ernährungstherapie und Diätetik bei Morbus Crohn und Colitis ulcerosa

Ich widme diesen Beitrag meinem langjährigen Chef Herrn Universitätsprofessor Dr. med. Dipl. Biochem. Siegfried Matern, Direktor der Medizinischen Klinik III der RWTH Aachen (Schwerpunkt Gastroenterologie und Stoffwechselerkrankungen), in Dankbarkeit und Anerkennung seiner Leistung in der Betreuung von Patienten mit chronisch entzündlichen Darmerkrankungen und den Aufbau einer ernährungsmedizinischen Beratung in seiner Klinik.

Einführung

Bei Menschen, die unter den chronisch entzündlichen Darmerkrankungen Morbus Crohn oder Colitis ulcerosa leiden, werden Ernährungseinflüsse für die Entstehung, den Ernährungs- und Allgemeinzustand, die Behandlung und das Auftreten von Nahrungsmittel-, Getränke- und Speisenintoleranzerscheinungen als bedeutsam angesehen. Chronisch entzündliche Darmerkrankungen führen häufig zu Ernährungsstörungen, deren Ausgleich Verlauf und Aktivität der Erkrankungen günstig beeinflussen können. Der Stellenwert der enteralen Ernährung mit Trink-, Sonden- und Zusatznahrungen wird im Gesamttherapiekonzept bei Morbus Crohn und Colitis ulcerosa bisweilen nicht gebührend beachtet. 80 – 90 Prozent der Crohn-Betroffenen leiden unter Bauchschmerzen, teils kolikartig, mit Schleim und Blutauflagerung. 90 Prozent von ihnen leiden an Durchfall und 60 bis 75 Prozent an Gewichtsverlust. Aufgrund von Komplikationen mit 90 Prozent der Morbus Crohn Patienten mindestens einmal im Krankheitsverlauf operiert werden. Der erwiesene Nutzen der enteralen Ernährungstherapie mit Trink-, Sonden- und Zusatznahrung liegt in der raschen Besserung der klinischen Beschwerden, Verbesserung des Ernährungszustandes und Behandlung der Wachstumsretardierung und verzögerten sexuellen Reife bei von CED betroffenen Kindern und Jugendlichen. Die Beziehungen zwischen Ernährung und Morbus Crohn und Colitis ulcerosa sind vielfältig und für das symptomfreien Intervall und den akuten Entzündungsschub gegeben. Ob die Ernährungsweise ein Cofaktor in der Auslösung der Erkrankungen ist, ist nicht eindeutig geklärt. Insbesondere im Bereich der Probiotica scheinen vielfältige Zusammenhänge in der Auslösung und Therapie zu bestehen. Unter dem Begriff chronisch entzündliche Darmerkrankungen werden der Morbus Crohn, die Colitis ulcerosa sowie nicht klassifizierbare Formen (Colitis inditerminata) zusammengefasst. Die Ursachen und die Ätiologie der chronisch entzündlichen Darmerkrankungen im engeren Sinne (Morbus Crohn und Colitis ulcerosa) sind weiterhin nicht geklärt. Chronisch entzündliche Darmerkrankungen werden weltweit beobachtet, sie unterscheiden sich jedoch erheblich in ihren Inzidenzrate. Beide Erkrankungen werden in den vergangenen Jahren zunehmend diagnostiziert. Insbesondere die Häufigkeit des Morbus Crohn nimmt insgesamt zu. Zweifelsfrei belegbar sind die Beziehungen zwischen Ernährung und Auslösung der chronisch entzündlichen Darmerkrankungen Morbus Crohn und Colitis ulcerosa nicht.

Die Häufigkeitsrate für den Morbus Crohn und die Colitis ulcerosa ist in Nordeuropa deutlich höher im Vergleich zu Südeuropa. Ein ähnliches Nord-Süd-Gefälle findet sich auch in Amerika, wo die Erkrankungen in den entwickelten nordamerikanischen Gebieten (beispielsweise den USA) häufiger sind als in den weniger entwickelten südamerikanischen Gebieten. Da die Ernährungsweise ebenfalls ein Nord-Süd-Gefälle aufweist, gab und gibt es immer Gedankenansätze bezüglich einer Ernährungskomponente in der Genese der chronisch entzündlichen Darmerkrankungen. Es bleibt aber festzustellen, dass bisher Ernährungsfaktoren in der Auslösung der Erkrankungen Morbus Crohn und Colitis ulcerosa nicht wissenschaftlich eindeutig gesichert sind. Das Nord-Süd-Gefälle lässt vermuten, dass eine verminderte Zufuhr von Ballaststoffen und eine vermehrte Aufnahme von Zucker und zuckerhaltigen Nahrungsmitteln sowie Fetten (insbesondere gehärtetes Fett sowie erhitztes Fett) an der Krankheitsentstehung ursächlich beteiligt sein könnten. Tatsächlich konnte beim Morbus Crohn, nicht hingegen bei der Colitis ulcerosa, ein Vergleich zu Gesunden gesteigerter Verzehr von Zucker und zucker-

haltigen Speisen nachgewiesen werden, während sich nur in einem Teil der Studien eine erniedrigte Aufnahme von Ballaststoffen zeigte. Diskutiert wird ferner die potentiell krankheitsauslösende Rolle von Transfettsäuren und von Bäckerhefe (Saccharomyces serevisiae) sowie ein erhöhten Erkrankungsrisiko von Personen, die nicht gestillt wurden. Bei Patienten mit Colitis ulcerosa gibt es weit weniger Hinweise auf einen Zusammenhang zwischen Ernährungsfaktoren und Auslösung der Erkrankung. Obwohl bei Morbus Crohn Patienten eine vermehrte Zufuhr von Zuckerhaltigem vor als auch nach Ausbruch der Erkrankung festgestellt wurde, ist deren ursächliche oder krankheitsverschlimmernde Bedeutung nicht belegt. Die Ballaststoffzufuhr bei Crohn-Patienten ist teils normal, teils reduziert.

Symptomatik / Beschwerden bei Morbus Crohn
Die Symptomatik, der Verlauf und die Komplikationen der Erkrankung ist variabel. Dafür ist der Lokalisationsort und das Ausmaß der chronischen Entzündung entscheidend. Die Kardinalsymptome sind rezidivierende krampfartige Beschwerden, die vor allem in rechten Unterbauch vorkommen, massive oftmals schleimige und seltener blutbehaftete Durchfälle und Gewichtsverlust sowie Untergewicht und Mangelernährung. Im Verlauf der Erkrankung entwickeln sich in Abhängigkeit von der Schwere des Krankheitsverlaufs und der Lokalisation der Läsionen Zeichen der isolierten oder der generalisierten Mangelernährung. Ursachen dafür sich beispielsweise eine Resorptionsstörung oder Verluste.

Gründe der Mangelernährung bei Morbus Crohn
Verminderte Nahrungsaufnahme
- Schmerzen
- Appetitlosigkeit
- Angst vor dem Essen (bevor ich etwas Falsches esse, esse ich besser nichts, weniger oder einseitig)
- Durchfall
- Übelkeit
- Erbrechen
- Anorexie

Resorptionsstörungen
- Kurzdarmsyndrom nach Operationen
- Gallensäureverlust nach Ileumresektion
- Bakterielle Fehlbesiedelung/Überwucherung des Dünndarms
- Medikamentenbedingt

Gastrointestinale Probleme
- Intoleranzen von Nahrungsmitteln
- Enterale Fisteln
- Stenosen
- Verminderte Resorptionsfläche und –kapazität
- Laktasemangel

Erhöhte Verluste
- Eiweißverlustsyndrom (exudative Enteropathie)
- Blutungen im Magen-Darm-Trakt
- Durchfall

Gesteigerter Bedarf (Stresszustände)
- Fieber
- Operationen
- Hohe Entzündungsaktivität
- Gesteigerter Zellumsatz im Gastrointestinaltrakt

Medikamentennebenwirkung

- Eiweißabbau (bedingt durch Glucocorticoide)
- Folsäuremalabsorption (bedingt durch Sulfasalazin)
- Malabsorption fettlöslicher Vitamine (bedingt durch Cholestyramin)

Bei Kindern und Jugendlichen führt die Mangelernährung zum verminderten Längenwachstum und zum verzögerten Eintreten in die Pubertät. Nach dem Ausgleichen der Ernährungsdefizite durch enterale Ernährung oder hochkalorischer, eiweißreicher Ernährung setzt rasch ein Längenwachstum ein und die Entwicklungsrückschritte werden aufgeholt. Kinder und Jugendliche mit chronisch entzündlichen Darmerkrankungen bedürfen der individuellen, fachgerechten Beratung durch spezialisierte Diätassistenten. In Universitätskliniken ist diese Betreuung gegeben.

Die Colitis ulcerosa ist eine chronische entzündliche Erkrankung des Colons, die die Mukosa betrifft. Die Einbeziehung des Rektums ist obligat. Von hier kann sich die Erkrankung über das ganze Kolon hinaus kontinuierlich ausbreiten. Durch die Proktokolektomie sind Patienten heilbar.

Bei Morbus Crohn handelt es sich um eine chronische, transmurale Entzündung, die den gesamten Gastrointestinaltrakt befallen kann. Die bevorzugte Lokalisation ist das terminale Ileum und das Colon. Typisch ist der Wechsel von veränderter und normaler Mukosa.

Einführung in die Ernährungslehre und Diätetik

Nahrungsinhaltsstoffe, die Energie liefern, werden als Nährstoffe und solche, die Wirkungen im Organismus haben, aber keine Energie liefern, werden als Wirkstoffe bezeichnet. Daneben gibt es noch sekundäre Pflanzenstoffe, Ballaststoffe, Wasser und Alkohol. Zu den Nährstoffen gehören Kohlenhydrate, Eiweiße/Proteine und Fette/Lipide. Energiehaltig sind auch organische Säuren und Zuckeralkohole. Vitamine und Mineralstoffe sind Wirkstoffe. Es gibt wasser- und fettlösliche Vitamine. Entsprechend ihrem Vorkommen im Körper und dem täglichen Bedarf werden Mengen- und Spurenelemente unterschieden. Der Energiegehalt der Nahrung wird in Kilokalorien oder – SI-Einheit – Kilojoule gemessen. Eine Kilokalorie entspricht 4,2 Kilojoule. Patienten mit chronisch entzündlichen Darmerkrankungen haben einen erhöhten Energiebedarf, der zwischen 35 und 45 Kilokalorien pro Körperkilogramm liegt (Beispiel: 75 Kilogramm schwer = 75 x 40 = 3000 Kilokalorien).

Energiegehalt der Nährstoffe und Alkohol	
1 Gramm Eiweiß genau 17,2 Kilojoule	4 kcal
1 Gramm Fett genau 38,9 Kilojoule	9 kcal
1 Gramm Kohlenhydrate genau 17,2 Kilojoule	4 kcal
1 Gramm Alkohol	7 kcal

Eiweiße (Proteine)

Die Deutsche Gesellschaft für Ernährung (DGE) empfiehlt für den gesunden Erwachsenen eine tägliche Zufuhr von 0,8 Gramm Eiweiß pro Kilogramm Körpergewicht, das entspricht einem Anteil von 10 bis 12 Prozent der Gesamtenergiezufuhr. Menschen mit chronisch ent-

zündlichen Darmerkrankungen haben einen erhöhten Eiweißbedarf und benötigen pro Körperkilogramm zwischen 1,0 und 1,2 Gramm davon (64 Kilogramm = 64 bis 76,8 g). Der Eiweißbedarf im akuten Entzündungsschub liegt zwischen 1,2 und 1,5 Gramm pro Körperkilogramm. Ältere Menschen sollten auf eine proteinreiche Kost achten, da lediglich der Energiebedarf, aber nicht der Proteinbedarf mit zunehmendem Alter sinkt. Beispiel: Ein 30jähriger Mann mit 75 Kilogramm Körpergewicht hat einen empfohlenen täglichen Eiweißbedarf von 60 Gramm Eiweiß. Eiweißreiche Lebensmittel sind Fleisch, Wurstwaren, Fisch, Milch- und Milchprodukte, Eier, Hülsenfrüchte und Sojaprodukte. Eiweißarme Lebensmittel sind Butter, Margarine, Öl, Zucker, Obst, Gemüse, Kartoffeln, Hülsenfrüchte, Säfte, Getränke und Alkoholika. Eiweiß dient dem Körper als Baustoff. Aminosäuren sind Bausteine der Proteine (Eiweiß) und haben neben dem Aufbau der Körpermasse noch andere Funktionen im Körper. Es werden essentielle (Isoleucin, Leucin, Lysin, Methionin, Phenylalanin, Threonin, Tryptophan und Valin), semiessentielle und nichtessentielle Aminosäuren unterschieden. Die Eiweißqualität bestimmt sich über die biologische Wertigkeit der Eiweiße. Sie gibt an, wie viel Körpereiweiß aus 100 Gramm Nahrungseiweiß im menschlichen Organismus aufgebaut werden können. Sie ist abhängig vom Aminosäuremuster (essentielle Aminosäuren) und ist prinzipiell bei tierischen Lebensmitteln (außer Gelatine) höher als bei pflanzlichen Lebensmitteln. Sie sind Bestandteile von Enzymen, Hormonen, Antikörpern in der Immunabwehr, Überträgersubstanzen von Nervenimpulsen und vielem mehr. Bei einem Eiweißmangel stehen dem Körper nicht mehr ausreichend Baustoffe zur Verfügung und der Organismus ist nicht mehr in der Lage, die körpereigenen Eiweißverbindungen aufzubauen. Es kommt zu zahlreichen Stoffwechselstörungen, beispielsweise einer Schwächung des Immunsystems. Bei Colitis ulcerosa liegt häufig eine Milcheiweißallergie vor, während Patienten mit Morbus Crohn – insbesondere im akuten Entzündungsschub – oftmals unter einer Milchzuckerunverträglichkeit leiden.

Fette (Lipide)

Nahrungsfette sind wichtige Energielieferanten für unseren Organismus. Sie liefern dem Körper mehr als doppelt so viel Energie als Eiweiß und Kohlenhydrate. Fette bestehen hauptsächlich aus Fettsäuren. Die Nahrungsfette sind in der Regel Triglyzeride, die aus Glyzerin und 3 Fettsäuren bestehen. Es gibt kurzkettige-, mittelkettige- und langkettige Fettsäuren. Bei den Fettsäuren unterscheidet man zwischen gesättigten Fettsäuren, Transfettsäuren, einfach und mehrfach ungesättigten Fettsäuren (inklusive Omega-3-Fettsäuren und Omega-6-Fettsäuren). Die mehrfach ungesättigten Fettsäuren bezeichnet man auch als essentielle (lebensnotwendige) Fettsäuren, beispielsweise Linolsäure und alpha-Linolensäure, da sie der Körper nicht selbst herstellen kann. Mit der Nahrung sollten höchstens 30 Prozent der Gesamtenergiemenge in Form von Fetten, überwiegend pflanzlichen Ursprungs zugeführt werden. Die DGE-Empfehlung lautet, davon 10 Prozent aus gesättigten, 7 bis 10 Prozent aus mehrfach ungesättigten und 10 bis 13 Prozent der Gesamtfettmenge aus einfach ungesättigten Fettsäuren zuzuführen. Pro Körperkilogramm sollte 1 Gramm Fett mit der Nahrung aufgenommen werden. Patienten mit chronisch entzündlichen Darmerkrankungen haben keinen erhöhten Fettbedarf. Ist eine Gewichtszunahme das Ziel der Ernährungstherapie, sollte 1,25 bis 1,5 Gramm Fett pro Körperkilogramm zugeführt werden. Einfach ungesättigte Fettsäuren sind beispielsweise in Oliven- oder Rapsöl, mehrfach ungesättigte Fettsäuren beispielsweise in Maiskeimöl oder Distelöl, gesättigte Fettsäuren hauptsächlich in tierischen Fetten wie beispielsweise Fleisch, Milch und Milchprodukte aber auch in pflanzlichen Fetten wie Kokosfett enthalten. Transfettsäuren kommen in gehärteten Fetten oder stark erhitzten Fetten vor. Reich an Omega-3-Fettsäuren sind Fettfische. Reich an Omega-6-Fettsäuren sind bestimmte Pflanzen, Samen und Pflanzenöle. Fettreiche Lebensmittel sind Butter, Margarine, Öl, Fleisch, Wurst, Käse, Sahne, Eier Nüsse und Samen. Fettarme Lebensmittel sind Obst, Gemüse, Getreideprodukte, Zucker, Seefisch, Hülsenfrüchte und Kartoffeln. Neben ihrer Funktion als Energielieferant, sind Fette Träger der fettlöslichen Vitamine sowie von Geschmacks- und Aromastoffen. Letz-

tere machen die Fette und daraus hergestellte Speisen zu beliebten Lebensmitteln. Herkömmliche Nahrungsfette, sogenannte LCT-Fette (langkettige Triglyzeride), sind erst nach Emulgation durch die Gallensäuren und enzymatische Spaltung durch Lipase resorbierbar. Bei chronisch entzündlichen Darmerkrankungen kann es zu einer Fettverwertungsstörung kommen. In diesem Falle kommt es zu sogenannten Fettstühlen (Steatorrhoe), die durch eine Reduktion von herkömmlichem Nahrungsfett und die ersatzweise Gabe von MCT-Fetten behandelt werden. MCT-Fette (mittelkettige Triglyzeride) sind ohne Emulgation und enzymatische Spaltung leicht resorbierbar. MCT-Fette kommen praktisch in Nahrungsmitteln nicht vor. Die diätetische Lebensmittelindustrie bietet MCT-Spezialprodukte (Ceres Produkte und Basis MCT-Diätprodukte) an. Es gibt unter anderem Margarine, Öl, Schmelzkäse, Putencreme und Schokocreme mit MCT-Fetten. Wichtig ist, dass MCT-Fette nicht zum Hocherhitzen geeignet sind. Die Produkte sind über den Versandhandel (Ceres) oder im Reformhaus (Basis MCT-Diät) erhältlich.

Ceres-Produkte:
Union Deutsche Lebensmittelwerke GmbH
Abteilung CERES
Dammtorwall 15
22774 Hamburg
T: 040-34930

Basis MCT-Diätprodukte:
Basis – Gesellschaft für Diätetik
und Ernährung mbH
Schauerstraße 2 bis 4
80638 München
T: 089-172008

Bei Patienten ist der Gehalt an bestimmten Fettsäuren im Unterhautfettgewebe, die in Margarine vorkommen, höher als bei Gesunden. Trotzdem lässt sich letztlich kein Zusammenhang zwischen Margarinekonsum und der Entstehung von CED nachweisen. In Fischöl vorkommende Omega-3-Fettsäuren sind antientzündlich wirksam. Mittels Omega-3-Fettsäuren konnte bei Colitis-Patienten eine 53prozentige Reduktion der Krankheitsaktivität erzielt werden. Auch die Rezidivrate ließ sich dadurch reduzieren. Omega-3-Fettsäuren kommen im Fett von Fischen wie Lachs, Hering oder Makrele vor.

Kohlenhydrate

Nach den Empfehlungen der DGE sollten mehr als 50 Prozent der Gesamtenergiezufuhr aus Kohlenhydraten geliefert werden, wobei diese zum größten Teil aus Polysacchariden (Stärke) bestehen sollen. Der Kohlenhydratbedarf von Menschen, die unter chronisch entzündlichen Darmerkrankungen leiden, ist nicht erhöht. Ist eine Gewichtszunahme erwünscht, sollte der Kohlenhydratgehalt der Nahrung erhöht werden. Stärkehaltige Lebensmittel sind beispielsweise Getreide, Kartoffeln und Gemüse. Daneben gibt es noch rasch verfügbare Kohlenhydrate wie Trauben-, Frucht-, Haushalts-, Malz- oder Milchzucker. Kohlenhydrate dienen dem Körper als schneller Energielieferant, beispielsweise für Gehirnzellen, der Versorgung des Nervensystems und Muskulatur. Es gibt Monosaccharide (Glukose (Traubenzucker), Fruktose (Fruchtzucker) und Galaktose (Schleimzucker)), Disaccharide (Saccharose (= Glukose und Fruktose, Haushaltszucker), Laktose (= Glukose und Galaktose, Milchzucker) und Maltose (= Glukose und Glukose, Malzzucker)), Oligosaccharide (= Glukosereste) und Polysaccharide (Stärke, Glykogen, Cellulose = Glukoseketten). Die Kohlenhydratzufuhr dient der direkten energetischen Versorgung des Körpers (Glucosehomöostase). Aus überschüssigen Kohlenhydraten können Triglyzeride aufgebaut werden. Kohlenhydratreich sind Zucker, Zuckerhaltiges, Getreideprodukte, Obst, Gemüse, Kartoffeln und Milch. Kohlenhydratarm sind Butter, Margarine, Öl, Fisch, Fleisch, Wurst, Geflügel, Eier und Alkoholika. Der erhöhte Zuckerkonsum bei CED kann auch darauf zurückzuführen sein, dass die Betroffenen damit versuchen, dem Gewichtsverlust entgegenzuwirken.

Ballaststoffe (dietary fibre)
Neben den verwertbaren Kohlenhydraten gibt es noch die Gruppe der nicht verwertbaren Kohlenhydrate, die Ballaststoffe. Sie kommen ausschließlich in pflanzlichen Lebensmitteln vor. Ballaststoffhaltige Lebensmittel sind beispielsweise Getreide (Schalenanteil) und hergestellte Produkte daraus wie Vollkornbrot, Gemüse und Obst. Pro Tag sollten mit der Nahrung mindestens 30 Gramm Ballaststoffe aufgenommen werden. Ballaststoffe in der Ernährung sorgen für eine gesunde Darmtätigkeit und ein erhöhtes Sättigungsgefühl nach dem Essen. Hinzu kommt, dass sie bei der Senkung des Blutcholesterinspiegels hilfreich sein können. Es werden wasserlösliche und nicht wasserlösliche Ballaststoffe unterschieden. Die Füllstoffe sind beispielsweise Zellulose und haben vorwiegend gastrointestinale Effekte, während die Quellstoffe (Pektin, Agar-Agar, Gummen, Plantago ovata Samenschalen) vorwiegend Stoffwechseleffekte haben. Dazu gehören Retardierung der Blutglucosesteigerung und Cholesterinspiegelsenkung. Ballaststoffreiche Lebensmittel sind Getreideprodukte, Obst, Gemüse, Hülsenfrüchte und Ballaststoffkonzentrate wie Leinsamen, Haferkleie oder Plantago ovata Samenschalen. Ballaststofffreie Lebensmittel sind Fleisch, Wurst, Eier, Milch, Fisch, Zucker, Öl, Butter und Margarine.

Prebiotica
Unter dem Begriff Prebiotika versteht man nicht verdauliche Nahrungsbestandteile (Ballaststoffe), die das Wachstum und/oder die Aktivität von gesundheitsförderlichen Bakterien (Probiotika) fördern. Dieser prebiotische Effekt wird insbesondere der Oligofruktose und dem Inulin – beides sind wasserlösliche Ballaststoffe – zugeschrieben. Die Zufuhr von Prebiotika fördert aber nicht nur das Wachstum und die Aktivität der gesundheitsförderlichen Bakterien der Darmflora, sondern sie reduzieren auch die Zahl unerwünschter, krankmachender Bakterien und Mikroorganismen im Darm.

Wasser/Getränke
Wasser ist der mengenmäßig wichtigste anorganische Bestandteil des menschlichen Organismus. Der Wassergehalt des menschlichen Organismus liegt zwischen 50 und 80 Prozent (Mittelwert: 60 Prozent). Der prozentuale Wasseranteil ist vom Alter abhängig. Die Flüssigkeitsbilanz ist abhängig von Aufnahme, Oxidationswasser und Verlusten durch Schweiß, Fäces sowie die Urinausscheidung. Der Wasserbedarf liegt bei 20 bis 40 ml pro Kilogramm Körpergewicht (1500 bis 2000 ml beim Erwachsenen). Patienten mit chronisch entzündlichen Darmerkrankungen müssen auf eine ausreichende Flüssigkeitszufuhr achten. Das trifft insbesondere zu, wenn sie unter Durchfall leiden. Im akuten Entzündungsschub sollte keine starker Kaffee oder Tee getrunken werden. Auch Früchtetees sind aufgrund ihres Fruchtsäuregehaltes oftmals im Schub schwer verträglich. Gut verträglich sind stille Mineralwässer. Das Trinken von grünem Tee scheint sinnvoll, da die enthaltenen Polyphenole den Tumornekrosefaktor Alpha hemmt. Im symptomfreien Intervall können Kaffee und Schwarztee getrunken werden. Zitrusfruchtsäfte werden bei CED prinzipiell schlecht vertragen.

Alkohol
Alkohol ist ein energiereicher Stoff, der im Übermaß aufgenommen zur Krankheiten führen kann und eine große Suchtgefahr darstellt. Die gesundheitlich positiven Effekte, die durch Alkoholika hervorgerufen werden, stehen weit hinter den Gefahren, so dass ein übermäßiger Alkoholkonsum nicht anzuraten ist. Ungefährlich sind 10 bis 15 Gramm Alkohol täglich. Gefahren treten auf, wenn Männer täglich mehr als 60 Gramm und Frauen mehr als 40 Gramm Alkohol täglich, über einen längeren Zeitraum, konsumieren. 1,6 Millionen Menschen in Deutschland sind alkoholabhängig. Alkoholika sollten im Entzündungsschub gemieden werden. Im symptomfreien Intervall sollten Alkoholika nur nach Befragen des Arztes konsumiert werden, um Wechselwirkungen zwischen Alkohol und Medikamenten zu vermeiden.

Vitamine und Mineralstoffe

Vitamin C, die Vitamine der B-Gruppe (Thiamin, Riboflavin, Niacin, Pantothensäure, Biotin, Pyridoxin, Cobalamin und Folsäure), sind die wasserlöslichen Vitamine. Auch das Provitamin A ß-Carotin ist wasserlöslich. Fettlöslich sind die Vitamine A, D, E und K. Zu den Mengenelementen gehören Natrium, Kalium, Chlorid, Schwefel, Calcium, Phosphat und Magnesium. Eisen, Kupfer, Zink, Nickel, Silicium, Jod, Fluorid, Cobalt, Selen, Zinn, Mangan, Molybdän, Chrom, Arsen und Vanadium sind Spurenelemente. Die vorgenannten Mengen- und Spurenelemente sind wie die Vitamine essentiell. Da wir im Körper nicht über Speichermedien für Vitamine und Mineralstoffe (von wenigen Ausnahmen, beispielsweise Eisen) abgesehen, verfügen, ist die tägliche ausreichende Zufuhr essentiell. Die Versorgung mit Fluorid, Jod, Zink, Folsäure (insbesondere Frauen), Vitamin D (insbesondere Senioren) sowie antioxidativ wirksamen Wirkstoffen ist in Deutschland in der Regel defizitär. Unter der dauerhaften Therapie mit Kortison sollte ärztlicherseits eine täglich Substitution von 500 bis 1000 Milligramm Kalzium erfolgen, um Osteoporose vorzubeugen.

Neue Empfehlungen für die Nährstoffzufuhr D-A-CH, 2000
Vergleich der Tages-Empfehlungen (1991 und 2000 für Männer (19 - < 25 Jahre))

Nähr-/Wirkstoff	Maßeinheit	DGE 1991	D-A-CH 2000
Protein	g	60	59
n-6-Fettsäuren	en%	3,0	2,5
Vitamin A	mg RÄ	1,0	unverändert
Vitamin D	µg	5	unverändert
Thiamin	mg	1,4	1,3
Riboflavin	mg	1,7	1,5
Niacin	mgNÄ	18	17
Vitamin B6	mg	1,8	1,5
Folsäure	µg	300	400
Vitamin B12	µg	3,0	unverändert
Vitamin C	mg	75	100
Calcium	mg	1000	unverändert
Phosphor	mg	1500	700
Magnesium	mg	350	400
Eisen	mg	10	unverändert
Jod	µg	200	unverändert
Zink	mg	15	10
Schätzwerte			
n-3 Fettsäuren	en%	0,5	unverändert
ß-Carotin	mg	2	2-4
Vitamin E	mgTÄ	12	15
Vitamin K	µg	70	unverändert
Pantothensäure	mg	6	unverändert
Biotin	µg	30 – 100	30 – 60
Natrium	mg	550	unverändert
Chlorid	mg	830	unverändert
Kalium	mg	2000	unverändert
Selen	µg	20 – 100	30 – 70
Kupfer	mg	1,5 – 3,0	1,0 – 1,5
Mangan	mg	2,0 – 5,0	unverändert
Chrom	µg	50 – 200	30 – 100

Molybdän	µg	75 – 250	50 – 100
Richtwerte			
Energie	kcal	2600	2500
Fett	en%	30	unverändert
Cholesterin	mg	300	unverändert
Kohlenhydrate	en%	>50	unverändert
Ballaststoffe	g	>30	unverändert
Alkohol	g	-	20
Wasser (gesamt)	ml	2400	2700
Fluorid	mg	1,5 – 4,0	3,8

en% = Prozent der Energie

D-A-CH = Referenzwerte, die gemeinsam von der Deutschen und der Österreichischen Gesellschaft für Ernährung sowie der Schweizerischen Gesellschaft für Ernährungsforschung und der Schweizerischen Vereinigung für Ernährung erarbeiten wurden und die in diesen Ländern gelten.

Vitamine und ihr wichtigsten Funktionen und Vorkommen

Fettlösliche Vitamine	**Wichtig für:**	**Vorkommen:**
Vitamin A	Wachstum, Haut, Sehvorgang	Karotten, Spinat, Grünkohl, Rinderleber, Eigelb, Butter, Grüne Bohnen, Brokkoli
Vitamin D	Knochenaufbau	Fettfisch, Champignons, Kalbfleisch, Lebertran, Eigelb
Vitamin E	Radikalfänger, Abwehrsystem	Weizenkeime, Sojabohnen, Weizenkeim-, Maiskeimöl
Vitamin K	Blutgerinnung	Grüngemüse, Tomaten, Leber, Fleisch
Wasserlösliche Vitaminine		
Vitamin B1	Nervensystem, Steuerfunktion des Stoffwechsels	Vollkornprodukte, Leber, Hülsenfrüchte, Kartoffeln, Schweinefleisch, Scholle, Thunfisch
Vitamin B2	Sauerstofftransport, Eiweißstoffwechsel, Haut	Milch und Milchprodukte, Fleisch, Vollkornprodukte, Seefische, Eier
Niacin	Stoffwechsel	Fleisch, Fisch, Getreide, Nüsse, Eier, Kartoffeln, Champignons, Karotten
Vitamin B6	Eiweißstoffwechsel, Blutbildung	Fleisch, Fisch, Vollkornprodukte, Hülsenfrüchte, grüne Bohnen, Kartoffeln, Linsen, Weizenkeime, Sojabohnen
Folsäure	Zellbildung, Wundheilung, Blutgerinnung	Grüngemüse, Tomaten, Kohlarten, Spinat, Gurke, Milch und Milchprodukte, Vollkornprodukte, Kartoffeln, Leber, Fleisch
Pantothensäure	Stoffwechsel	Leber, Muskelfleisch, Fisch, Milch, Vollkornprodukte, Hülsenfrüchte
Biotin	Haut, Immunsystem	Leber, Eigelb, Sojabohnen, Nüsse, Haferflocken, Spinat, Champignons
Vitamin B12	Blutbildung	Leber, Muskelfleisch, Fisch, Eier, Milch, Käse, Sauerkraut
Vitamin C	Abwehrkraft, Radikalfänger, Aufbau	Zitrusfrüchte, Erdbeere, Kiwi, schwarze Johannisbeeren, Paprika, Kartoffeln, Ro-

	von Bindegewebe	senkohl, Tomaten, Kohlrabi, Feldsalat, Kresse, Leber

Mineralstoffe und ihre wichtigsten Funktionen und Vorkommen

	Wichtig für:	Vorkommen:
Mengenelemente		
Natrium	Regulation des Wasserhaushalts, Reizübertragung, Enzymaktivator	Kochsalz, Fertiggerichte, Geräuchertes, Gepökeltes, Wurst, Käse, Salz- und Matjesheringe, Salzgebäck, Mineralwässer
Kalium	Gegenspieler des Natriums bei der Reizübertragung, Enzymaktivator	Trockenobst, frisches Obst und Gemüse, Obst- und Gemüsesäfte, Kartoffeln, Hülsenfrüchte, Pistazien
Kalzium	Knochen, Zähne, Nerven- und Muskelfunktion, Blutgerinnung	Milch und Milchprodukte, grüne Gemüsesorten, Kohlgemüse, Porree, Nüsse, Beeren, Kiwi
Phosphor	Wichtigster Baustein im Körper, Energiestoffwechsel	Milch und Milchprodukte, Fleisch, Fisch, Cola-Getränke, Schokolade
Magnesium	Enzymatische Reaktionen, Nerven- und Muskelfunktion	Vollkornprodukte, Nüsse, Hülsenfrüchte, grüne Gemüsesorten, Fisch, Milch und Milchprodukte
Spurenelemente		
Eisen Ein Mangel ist bei Colitis ulcerosa häufig.	Sauerstofftransport im Blut, Sauerstoffspeicher im Muskel	Fleisch, Linsen, Hafer, Leber, Eidotter, Spinat, Spargel, Salat, Pfifferlinge, Vollkornprodukte
Jod	Baustein der Schilddrüsenhormone	Seefisch, Schalentiere, jodiertes Speisesalz, Milch, Ei
Fluorid	Kariesprophylaxe, Knochenstabilität	Bestimmte Mineralwässer, fluoridiertes Speisesalz
Selen	Schutz vor Radikalen, Schilddrüsenstoffwechsel	Fisch, Fleisch, Nüsse, Vollkornmehle, Steinpilze
Zink Ein Mangel ist bei CED häufig, insbesondere bei Morbus Crohn.	Stoffwechsel, Insulinwirkung, Wundheilung, Geschmacksnerven	Rindfleisch, Innereien, Käse, Kakao, Austern, Weizenkeime, Kohlgemüse, Nüsse
Weitere Spurenelemente:		
Chrom, Kobalt, Kupfer, Mangan, Molybdän, Nickel,	Stoffwechsel, Insulinwirkung, Bestandteil von Enzymen	

Um Vitamin- und Mineralstoffmangelzuständen und deren Folgen vorzubeugen ist bei Patienten mit chronisch entzündlichen Darmerkrankungen prinzipiell die Einnahme eines Multivitaminmineralstoffpräparates zu empfehlen. Zudem kann die Substitution von einzelnen Vitaminen und/oder Mineralstoffen notwendig sein. Im akuten Entzündungsschub sollte nach Möglichkeit eine medikamentöse antientzündliche Therapie, der Ausgleich von Vitamin- und/oder Mineralstoffmangelzuständen und eine enterale- oder parenterale Ernährung erfol-

gen. Die der parenteralen Ernährung überlegene enterale Ernährung ist zwar therapeutisch nachgewiesen hochwirksam, aber bisher kann dafür kein Wirkprinzip beschrieben werden. Wahrscheinlich sind die mechanische Ruhigstellung des entzündlichen Areals durch die enterale Ernährung und die Verbesserung des Ernährungszustandes Ursachen der Wirkung einer enteralen Ernährung mit Trink-, Sonden- und/oder Zusatznahrung.

Bewertung des Körpergewichts

Body-Maß-Index (BMI)

Eine einfache Methode das Körpergewicht zu bewerten ist der Body-Maß-Index (BMI = Körpermassenindex). Dabei wird das Verhältnis von Körpergewicht in Kilogramm zu Körpergröße in Metern zum Quadrat berechnet oder vereinfacht: Körperkilogramm geteilt durch Körpergröße in Metern zum Quadrat.

Body-Mass-Index (BMI):

Unter 19	→	Untergewicht
Zwischen 19 und 25	→	Normalgewicht
Zwischen 25 und 27	→	leichtes Übergewicht
Zwischen 27 und 30	→	mäßiges Übergewicht
Über 30	→	starkes Übergewicht (Adipositas)
Über 40	→	massives Übergewicht (Adipositas permagna)

Beispiel für die BMI-Berechnung:
Eine 45jährige Frau mit einer Größe von 1,68 Metern und einem Gewicht von 52 Kilogramm hat einen BMI von 18,4. Das bedeutet Untergewicht, eine Gewichtszunahme ist empfehlenswert.

$$\frac{52}{1{,}68 \times 1{,}68} = 18{,}4$$

Für die Bewertung des Gewichtsrisikos des Körpergewichts wird der Broca-Index (Körpergröße in Zentimetern minus 100) oder das Idealgewicht (Broca-Index minus 10 oder 15 Prozent) nicht mehr herangezogen. Die Einschätzung des kardiovaskulären Risikos ist anhand der Waist-to-hip-ratio möglich, da eine androide Fettverteilung ein höheres Risiko darstellt als ein gynoide Fettverteilung.

Das richtige Gewicht – einfach abgelesen mit dem Body-Maß-Index

Gewicht	Größe (m)																				
(kg)	1,24	1,27	1,30	1,32	1,35	1,37	1,40	1,42	1,45	1,47	1,50	1,52	1,55	1,57	1,60	1,63	1,65	1,68	1,70	1,73	1,7
20	13	13	12	12	11	11	10	10	10	9	9	9	8								
23	15	14	13	13	12	12	12	11	11	10	10	10	9	9	9	9	8				
25	16	15	15	14	14	13	13	12	12	12	11	11	10	10	10	9	9				
27	18	17	16	16	15	15	14	13	13	13	12	12	11	11	11	10	10	10	9	9	
29	19	18	17	17	16	16	15	15	14	14	13	13	12	12	12	11	11	10	10	10	10
32	21	20	19	18	17	17	16	16	15	15	14	14	13	13	12	12	12	11	11	11	10
34	22	21	20	20	19	18	17	17	16	16	15	15	14	14	13	13	12	12	12	11	11
36	24	22	21	21	20	19	19	18	17	17	16	16	15	15	14	14	13	13	13	12	12
39	25	24	23	22	21	21	20	19	18	18	17	17	16	15	15	14	14	13	13	13	12
41	27	25	24	23	22	22	21	20	19	19	18	18	17	17	16	15	15	14	14	14	13
43	28	27	25	25	24	23	22	21	20	20	19	19	18	17	17	16	16	15	15	14	14
45	29	28	27	26	25	24	23	22	22	21	20	20	19	18	18	17	17	16	16	15	15
48	31	30	28	27	26	25	24	24	23	22	21	21	20	19	19	18	17	17	16	16	16
50	32	31	30	29	27	27	25	25	24	23	22	22	21	20	19	19	18	18	17	17	16

52	34	32	31	30	29	28	27	26	25	24	23	23	22	21	20	20	19	18	18	17	17
54	35	34	32	31	30	29	28	27	26	25	24	24	23	22	21	20	20	19	19	18	18
57	37	35	34	33	31	30	29	28	27	26	25	25	24	23	22	21	21	20	20	19	19
59	38	37	35	34	32	31	30	29	28	27	26	26	25	24	23	22	22	21	20	20	19
61	40	38	36	35	34	33	31	30	29	28	27	27	25	25	24	23	22	22	21	20	20
64	41	39	38	36	35	34	32	31	30	29	28	27	26	26	25	24	23	22	22	21	21
66	43	41	39	38	36	35	34	33	31	30	29	28	27	27	26	25	24	23	23	22	21
68	44	42	40	39	37	36	35	34	32	31	30	29	28	28	27	26	25	24	24	23	22
70	46	44	42	40	39	37	36	35	33	33	31	30	29	29	27	26	26	25	24	23	23
73	47	45	43	42	40	39	37	36	35	34	32	31	30	29	28	27	27	26	25	24	24
77	50	48	46	44	42	41	39	38	37	36	34	33	32	31	30	29	28	27	27	26	25
79		49	47	46	44	42	40	39	38	37	35	34	33	32	31	30	29	28	27	27	26
82		51	48	47	45	44	42	40	39	38	36	35	34	33	32	31	30	29	28	27	27
84			50	48	46	45	43	42	40	39	37	36	35	34	33	32	31	30	29	28	27
86				49	47	46	44	43	41	40	38	37	36	35	34	32	32	31	30	29	28
88				51	49	47	46	44	42	41	39	38	37	36	35	33	32	31	31	30	29
91					50	48	46	45	43	42	40	39	38	37	35	34	33	32	31	30	30
93						50	47	46	44	43	41	40	39	38	36	35	34	33	32	31	30
95							49	47	46	44	42	41	40	39	37	36	35	34	33	32	31
98							50	48	46	45	43	42	41	40	38	37	36	35	34	33	32
100								49	47	46	44	43	42	40	39	38	37	35	35	33	33
102								51	49	47	45	44	42	41	40	38	37	36	35	34	33
104									50	48	46	45	43	42	41	39	38	37	36	35	34
107										49	47	46	44	43	42	40	39	38	37	36	35
109										50	48	47	45	44	43	41	40	39	38	36	36
111											49	48	46	45	43	42	41	39	38	37	36

Normales Ge-

Energiezufuhr
Die tägliche Energiezufuhr sollte bei Normalgewichtigen 30 bis 35 Kilokalorien pro Kilogramm Körpergewicht betragen. Der Energiebedarf wird auf das Istgewicht bezogen. Der Basalbedarf liegt bei 24 Kilokalorien pro Körperkilogramm. Der Gesamtenergiebedarf ist abhängig vom Alter, Größe, Gewicht, Geschlecht, Aktivität und Stressfaktoren. Er ist erhöht bei schwerer Arbeit, konsumierenden Erkrankungen, Fieber, Verbrennungen und Sport. Er ist erniedrigt bei höherem Alter, Übergewicht und Adipositas sowie Immobilität. Ist die Energiebilanz positiv (wird mehr Energie zugeführt als verbraucht wird), steigt das Gewicht. Ist sie (wird weniger Energie zugeführt als verbraucht wird) negativ, sinkt das Körpergewicht.

Nährwertberechnung
Mit herkömmlichen Nährwerttabellen ist es oftmals schwierig, den Gehalt an Energie-, Nähr- und Wirkstoffen auszurechnen. Als einfach Möglichkeit bietet sich das Computerprogramm Ernährung Aktiv an. Eine noch einfachere Möglichkeit ist der Nährwerttaschenrechner Mealus, der die Inhaltsstoffe von 4600 Lebensmitteln kennt und nur 89 DM kostet. Ernährung Aktiv ist eine Software für Ernährungsprofis und kostet 99 DM (Bezugsquellen im Anhang).

Diätetische Therapie bei chronisch entzündlichen Darmerkrankungen:
Morbus Crohn und Colitis ulcerosa sind die häufigsten chronisch entzündlichen Darmerkrankungen (CED). Sie manifestieren sich meist in der Jugend oder dem frühen Erwachsenenalter. Beide Erkrankungen sind nicht heilbar und es gibt Mischformen beider Erkrankungen. Die Colitis ulcerosa ist nur chirurgisch durch Resektion des Colons „heilbar". Eine kausale Ursache für den Morbus Crohn oder die Colitis ulcerosa ist nicht bekannt. Die Erkrankungen sind multifaktoriell bedingt. Als Ursachen werden u. a. angeschuldigt:

- Genetische Prädisposition
- Ernährungsfaktoren (Western Diet = westliche Ernährungsweise)
- Umwelteinflüsse

- Allergische Reaktionen
- Mikroorganismen
- Noxen
- Psychische Faktoren

Stenosen, Fistelbildung und andere Begleiterscheinungen:
Bei Morbus Crohn kommt es oft zu Fistelbildungen. Nach Verminderung von Entzündungen bilden sich häufig am ehemals stark entzündeten Areal Stenosen aus. Im akuten Entzündungsschub kann es, abhängig von Lokalisationsort der Erkrankung zu laktasemangelbedingter Laktoseintoleranz (bei Morbus Crohn), Gallensäureverlustsyndrom mit chologener Diarrhoe oder Steatorrhoe kommen.

Ernährungseinflüsse:
Die Western Diet mit reichlichem Zucker- und Fastfoodkonsum bei Ballaststoffmangel und Bevorzugung synthetischer Fette (Margarine mit einem hohen Anteil gesättigter Fettsäuren und/oder Transfettsäuren) werden als krankheitsmitauslösende Ernährungsfaktoren zusammengerechnet. Diese sind für den Morbus Crohn als „Mitentstehungsursache" nach bisherigem Kenntnisstand relevanter als bei der Colitis ulcerosa. Bei der Colitis wird insbesondere eine nicht stattgehabte Muttermilchernährung als Mitursache angesehen. Es wird diskutiert, ob CED auch allergisch bedingt sind. Ausschlussdiäten (exclusion diet) und die kohlenhydratarme Lutz-Diät haben bei einigen CED-Patienten Erfolge. Die bisher erhobenen wissenschaftlichen Daten erlauben keine pauschale Empfehlung hinsichtlich dieser „Außenseiter-Diätkostformen". Auch könnten CED auf ein Mikroorganismus (ähnlich Helicobakter pylori bei Gastritiden) zurückzuführen sein. Dies wird durch die erfolgreichen Therapien mit Probiotica bei CED gestützt. Tatsächlich konnte beim Morbus Crohn, hingegeben nicht bei der Colitis ulcerosa, ein im Vergleich zu Gesunden gesteigerter Verzehr von Zucker (Saccharose) nachgewiesen werden, während sich nur in einem Teil der Untersuchungen eine erniedrigte Aufnahme

Der Einfluss der Darmflora auf Colitis ulcerosa und Morbus Crohn mit Lokalisationsort Dickdarm
Viele Faktoren spielen eine Rolle bei der Entstehung der chronisch entzündlichen Darmerkrankungen. Eine große Bedeutung haben die Bakterien, die unseren Dam als sogenannte Darmflora besiedeln. Der Magen-Darm-Trakt ist von einer unvorstellbar großen Anzahl von Mikroorganismen besiedelt und beträgt rund 100 Billionen Bakterien (100.000.000.000.000). Die meisten davon sind Bakterien, die mit anderen Kleinstlebewesen die Darmflora bilden. Die höchste Konzentration findet sich im Dickdarm. Diese Darmflora ist jedoch nicht etwa schädlich, sondern außerordentlich wichtig und gesundheitsförderlich. Die größte Oberfläche des menschlichen Organismus ist nicht etwa die Haut, sondern die Oberfläche des Magen-Darm-Traktes, die mit rund 200 Quadratmeters ungefähr so groß ist, wie ein Tennisfeld. Sofort nach der Geburt werden alle Körperoberflächen des Neugeborenen, natürlich auch der Magen-Darm-Trakt, mit Bakterien und anderen Kleinstlebewesen besiedelt. Die Bakterien bilden dort eine Lebensgemeinschaft, innerhalb derer sich die verschiedenen Arten im Gleichgewicht befinden. Krankmachende Bakterien können dieses Gleichgewicht stören, gesundheitsförderliche Bakterien tragen dazu bei, es zu erhalten. Die Schleimhaut des Magen-Darm-Traktes muss den Organismus vor dem Eindringen von schädigenden Substanzen schützen. Die Darmflora ist keine leblose Masse, sondern lebendig. Die Darmflora ist wichtig für eine gute Abwehrsituation des Körpers und sie ist ein wichtiger Bestandteil des Immunsystems. Die Darmflora ist aber auch wichtig für die Ernährung des Dickdarms, denn die Darmflora lebt von Ballaststoffen, die wir nicht verdauen können. Die Mikroorganismen aber

können Ballaststoffe verwerten und als Stoffwechselendprodukt fallen unter anderem kurzkettige Fettsäuren an, die die Darmschleimhaut als Substrat nutzen kann.

Bei der Entstehung von Morbus Crohn und Colitis ulcerosa spielt auch das Immunsystem eine wichtige Rolle. Die stärksten entzündlichen Veränderungen finden sich bei Morbus Crohn und Colitis ulcerosa an Orten mit hoher Konzentration krankmachender Keime (pathogene Mikroorganismen). Dabei scheint die natürliche Toleranz des Darmimmunsystems gegenüber den normalen Darmmikroorganismen verlorengegangen zu sein. Überschießende Immunreaktionen, die sich unter anderem auch gegen das eigene Darmgewebe richten, sind die Folge. Verschiedene Studien kommen zum Ergebnis, dass Veränderungen der Darmflora an der Entstehung der Erkrankungen ursächlich beteiligt sind. Die chronisch entzündlichen Darmerkrankungen betreffen hauptsächlich den Dickdarm. Hier ist die höchste Bakterienkonzentration, denn der Stuhl besteht zu rund 50 Prozent aus Bakterien. Bestimmte Mikroorganismen befinden sich bei Morbus Crohn und Colitis ulcerosa vermehrt im Darm. Bestimmte krankmachende Keime werden bei Menschen, die unter chronisch entzündlichen Darmerkrankungen häufiger gefunden, als bei Gesunden. Die bei CED veränderte Darmflora produziert außerdem weniger Substrat für die Zellen der Darmschleimhaut. In Studien zeigte sich, dass die Zufuhr von bestimmten Mikroorganismen als Arzneimittel die Darmflora verbessert und ein erfolgreicher Therapieansatz bei chronisch entzündlichen Darmerkrankungen darstellt. Ein solcher spezieller gesundheitsförderlicher Bakterienstamm wurde vom Freiburger Hygieniker Prof. Dr. med. Alfred Nissle entdeckt. Escherichia-coli-Bakterien des von Professor Nissle entdeckten Stammes (E. coli Stamm Nissle 1917) haben die Fähigkeit, andere, krankmachende Mikroorganismen abzuwehren. Sie können sich an der Darmschleimhaut anhaften und über längere Zeit ansiedeln. Sie schützen den Körper vor krankmachenden Eindringlingen und bilden die für die Ernährung der Darmschleimhautzellen und die Durchblutung der Darmwand so wichtige kurzkettige Karbonsäure. Nicht zuletzt haben die probiotischen (pro = für, bios = das Leben) E. coli Bakterien eine anregende Wirkung auf bestimmte Zellen des Immunsystems und machen dadurch abwehrstark. Bereits 1918 berichtete Prof. Dr. med. Nissle erstmals über die erfolgreiche Anwendung bei einer Patientin mit Colitis ulcerosa. In aktuellen Studien zeigte sich, dass die Therapie mit dem E.-coli-Stamm Nissle 1917 der Therapie mit Mesalazin in der Wirksamkeit gleichwertig ist. Viel sinnvoller ist es jedoch, die Probiotika in Form von Arzneimitteln zusätzlich zur medikamentösen Therapie einzunehmen und den Effekt noch zu verbessern. Patienten, die die medikamentöse Therapie nicht vertragen, haben mit E.-coli-Stamm Nissle 1917 eine Alternative in der Therapie. Die probiotischen Bakterien können dazu beitragen, dass es bei Colitis ulcerosa und Morbus Crohn häufigere, längere Phasen eines beschwerdefreien oder beschwerdearmen Lebens gibt. Die Behandlung mit Escherichia-coli-Stamm Nissle 1917 ist bei Colitis ulcerosa und Morbus Crohn gut verträglich. Diese Probiotika sollten im akuten Entzündungsschub als auch im symptomfreien Intervall Therapiebestandteil sein.

Probiotika
Unter Probiotika versteht man lebende Mikroorganismen, die in aktiv und in ausreichender Menge in den Dickdarm gelangen und die Darmflora günstig beeinflussen. Hierdurch üben sie positive gesundheitliche Effekte aus. Bestimmte Milchsäurebakterien (Laktobazillen) sind besonders überlebensfähig. Probionten haben einen positiven Effekt bei Durchfallerkrankungen und auf das darmassoziierte Immunsystem.

Therapie bei CED:
Die Therapie (Ernährung + Medikamente) der CED ist symptomatisch und auf die Entzündungshemmung und Ausgleich von Mangelzuständen ausgerichtet. Als Substanz wird häufig 5-ASS (Salofalk) gegeben. Im akuten Entzündungsschub werden häufig Glucocorticoide

(Cortionsonpräparate, systemisch oder lokal) gegeben. Eine Substitutionstherapie mit Zink (Zinkamin Falk) Eisen, Kalzium, B-Vitaminen und fettlöslichen Vitaminen (ADEK-Falk) wird in der Regel durchgeführt. Die Ernährungstherapie im akuten Entzündungsschub besteht in einer totalen Nahrungskarenz zur mechanischen Entlastung der entzündeten Darmabschnitte. Der Effekt der enteralen und der parenteralen Ernährung für die Verbesserung des Ernährungsstatus von Patienten mit chronisch entzündlichen Darmerkrankungen steht außer Zweifel. Die ausschließliche enterale oder parenterale Ernährung hat darüber hinaus therapeutischen Nutzen. Die Indikation zur parenteralen Ernährung ist in der Regel nicht gegeben. Die parenterale Ernährung ist der enteralen Ernährung mit Trink-, Sonden- oder Zusatznahrung im therapeutischen Effekt deutlich unterlegen. In Deutschland werden noch zu viele Patienten im akuten Entzündungsschub einer chronisch entzündlichen Darmerkrankung parenteral ernährt.

Ernährung im akuten Entzündungsschub:
Der Wer der künstlichen Ernährung, sowohl der enteralen als auch der parenteralen, für die Verbesserung des Ernährungszustandes von CED-Betroffenen steht außer Zweifel. Die Ernährung im akuten Entzündungsschub erfolgt total oder teilweise parenteral über einen ZvK (zentraler Venenkatheter) oder oral (über den Mund) oder via Sonde (Sonde durch die Nase) mit hoch- oder niedermolekularen Trink-/Sondennahrungen. Beim Morbus Crohn liegt eine relative Kontraindikation für eine Ernährung über eine PEG (= perkutane (durch die Haut) gastroskopische (mit dem Gastroskop gelegte) Gastrostomie (Punktion, Einbringung einer Sonde)) vor. Die enterale Ernährung ist in ihrer Wirksamkeit der parenteralen Ernährung überlegen. Niedermolekulare Nahrungen werden heute nur noch selten eingesetzt. Inzwischen stehen Spezialnahrungen für CED-Patienten zur Verfügung (Elemental 028 oder Modulen IBD). Die ausschließliche künstliche Ernährung dient zudem therapeutischen Zwecken. Bei Morbus Crohn lässt sich durch enterale Ernährung in 50 bis 90 Prozent eine Remission erzielen. Die Rezidivrate ist bei parenteraler und enteraler Ernährung gleich hoch. Mit Glucocorticoiden liegt die Remissionsrate bei 79 Prozent. Sinnvoll ist es, eine künstliche Ernährung mit der Glucocorticoidtherapie zu kombinieren. Am Anfang der Therapie sollten die Nahrungen in jedem Falle frei von Ballaststoffen und reich an MKT-Fetten sein. Lediglich therapierefraktäre Patienten werden parenteral ernährt. Bei Symptombesserung und Absenkung der Entzündungsparameter erfolgt ein langsamer Kostaufbau. Die parenterale Ernährung führt rasch zur Zottenatrophie und birgt die Gefahr der bakteriellen Translokation. Patienten, die unter Durchfall leiden, müssen ausreichend Flüssigkeit zuführen. Oftmals ist die parenterale Flüssigkeitssubstitution über periphere Zugänge notwendig.

Stufen des Kostaufbaus:
1. Kohlenhydratphase (nahezu ballaststofffrei)
2. Kohlenhydrat-/Eiweißphase (nahezu ballaststoff- und fettfrei)
3. erweiterte KH-/Eiweißphase
4. Beginn mit Fetten (eventuell anfänglich MKT-Fette)
5. Leichte Vollkost ohne Zucker

Enterale und parenterale Ernährung:
Als Zufuhrweg für die Nähr- und Wirkstoffe ist möglichst der Magendarmtrakt zu nutzen. Im Vergleich zur parenteralen Ernährung hat die enterale Ernährung mit Trink-, Sonden- oder Zusatznahrung einen deutlich geringen Überwachungsbedarf, verursacht weitaus geringere Kosten, verhindert eine bakterielle Translokation, ist risikoärmer (Katheterkomplikationen wie Sepsis oder Thrombose) und führt nicht zu Atrophie der Dünndarmzotten, die einen Kostaufbau erschwerden. Bei kachetischen Patienten werden im Kostaufbau zusätzlich Trink- und Sondennahrungen gegeben. Der Energiebedarf im akuten Entzündungsschub liegt abhängig vom Körpergewicht bzw. Ernährungszustand bei 40 bis 50 kcal/Körperkilogramm Istge-

wicht. Der Kostaufbau nach parenteraler Ernährung ist komplizierter und langwieriger als nach enteraler Ernährung, da es unter parenteraler Ernährung nach 7 bis 10 Tagen zur Zottenatrophie kommt. Bei einer durchschnittlichen Behandlungsdauer von 4 bis 5 Wochen lassen sich sowohl bei enteraler Ernährung als auch bei parenteraler Ernährung Remissionsraten von rund 80 Prozent erzielen. In der akuten Phase einer Colitis ulcerosa (Entzündungsschub) erfolgt die Entscheidung für enterale oder parenterale Ernährung nach ähnlichen Kriterien wie bei Morbus Crohn. Prinzipiell ist die enterale Ernährung der parenteralen Ernährung überlegen, wie Studien zeigen. Enterale Ernährung ist bei chronisch entzündlichen Darmerkrankungen verordnungs- und erstattungsfähig. Das ist in den Arzneimittelrichtlinien und dem Sozialgesetzbuch geregelt. verordnungsfähig sind diätetische Lebensmittel. In der Richtlinie 1999/21/EG der Kommission der Europäischen Gemeinschaften vom 25. März 1999 sind Lebensmittel diätetische Lebensmittel, wenn sie die folgenden Kriterien erfüllen:
Artikel 1

(1) Diese Richtlinie ist eine Einzelrichtlinie im Sinne von Artikel 4 Absatz 1 der Richtlinie 89/398/EWG, in der Anforderungen an Zusammensetzung und Kennzeichnung von Lebensmitteln für besondere medizinische Zwecke im Sinne der Definition des Absatzes 2, die als solche angeboten werden, festgelegt sind.

(2) Für diese Richtlinie gelten die folgenden Definitionen:
   a) „Säugling" bezeichnet ein Kind, dass noch keine zwölf Monate alt ist;
   b) „Lebensmittel für besondere medizinische Zwecke" bezeichnet eine Kategorie von Lebensmitteln für eine besondere Ernährung, die auf besondere Weise verarbeitet oder formuliert und für diätetische Behandlung von Patienten gedacht und unter ärztlicher Aufsicht zu verwenden sind. Ihr Zweck ist die ausschließliche oder teilweise Ernährung von Patienten mit eingeschränkter, behinderter oder gestörter Fähigkeit zur Aufnahme, Verdauung, Resorption, Verstoffwechslung oder Ausscheidung gewöhnlicher Lebensmittel oder bestimmter darin enthaltener Nährstoffe oder ihrer Metaboliten oder von Patienten mit einem sonstigen medizinisch bedingten Nährstoffbedarf, für deren diätetische Behandlung eine Modifizierung der normalen Ernährung, andere Lebensmittel für eine besondere Ernährung oder eine Kombination aus beiden nicht ausreichen.

(3) Diätetische Lebensmittel für besondere medizinische Zwecke werden in folgende drei Kategorien unterteilt:
   a) diätetisch vollständige Lebensmittel mit einer Nährstoff-Standardformulierung, die bei Verwendung nach den Anweisungen des Herstellers die einzige Nahrungsquelle für die Personen, für die sie bestimmt sind, darstellen können;
   b) diätetisch vollständige Lebensmittel mit einer für eine bestimmte Krankheit oder Störung oder für bestimmte Beschwerden spezifisch angepassten Nährstoffformulierung, die bei Verwendung nach den Angaben des Herstellers die einzige Nahrungsquelle für die Personen, für die sie bestimmt sind, darstellen können;
   c) diätetisch unvollständige Lebensmittel mit einer Standardformulierung oder einer für eine bestimmte Krankheit oder Störung oder für bestimmte Beschwerden spezifischen angepassten Nährstoffformulierung, die sich nicht für die Verwendung als einzige Nahrungsquelle eignen.

Die unter den Buchstaben b) und c) genannten Lebensmittel können auch eingesetzt werden, um die Ernährung des Patienten zu ergänzen oder teilweise zu ersetzen.

Versicherte haben nach 5 SGB V, § 11 Anspruch auf Leistungen zur Verhütung von Krankheiten und von deren Verschlimmerung, zur Behandlung einer Krankheit, und sie haben An-

spruch auf medizinische und ergänzende Leistungen zur Rehabilitation, die notwendig sind, um einer drohenden Behinderung oder Pflegebedürftigkeit vorzubeugen, sie nach Eintritt zu beseitigen, zu bessern oder eine Verschlimmerung zu verhüten. Nach 5 SGB V, § 902 Absatz 1 Satz 2 Nr.6 beschließen die Bundesausschüsse, die zur Sicherung der ärztlichen Versorgung erforderlichen Richtlinien über die Gewähr für eine ausreichende, zweckmäßige und wirtschaftliche Versorgung der Versicherten. Sie sollen insbesondere Richtlinien beschließen über die Verordnung von Arznei-, Verband-, Heil- und Hilfsmittel, Krankenhausbehandlung, häuslicher Krankenpflege und Soziotherapie. In Abschnitt III, 6.1 der Arzneimittelrichtlinien vom 08.01.1999 hat der Bundesausschuss der Ärzte und Krankenkassen in den Richtlinien §92 Absatz 1 Satz 2 Nr. 6 SGB V festzulegen, in welchen medizinisch notwendigen Fällen Aminosäuremischungen, Eiweißhydrolysate, Elementardiäten und Sondennahrungen ausnahmsweise in die Versorgung mit Arzneimitteln einbezogen werden. Zu den Arzneimittel- bzw. Wirkgruppen werden Ernährungstherapeutika, gleich diätetische Lebensmittel, inklusive Sondennahrung gezählt, deren Beurteilung der Verordnungsfähigkeit nach AMR Nummer 6.1 geregelt ist. Deren Verordnungsschluss bzw. –einschränkung gesetzlich vorgegeben (A) oder von (A) ausgenommen/unter folgenden Voraussetzungen verordnungsfähig (B) sind. Elementardiäten bei Morbus Crohn, Kurzdarmsyndrom, stark Untergewichtigen mit Mukoviszidose, chronisch terminaler Niereninsuffizienz unter eiweißarmer Ernährung, Patienten mit konsumierenden Erkrankungen und bei medizinisch indizierter Sondennahrung (beispielsweise bei Morbus Crohn oder Colitis ulcerosa). Über (B) hinaus nur bei den nachstehende spezifischen Indikationen/Kriterien verordnungsfähig (C) Aminosäuremischungen und Eiweißhydrolysate bei angeborenen Enzymmangelkrankheiten. Bei (B) und (C) besteht Dokumentationsbedarf (nach diesen Richtlinien). Die Erstattungsfähigkeit/Verordnungsfähigkeit ist in der Arzneimittelrichtlinie vom 31.08.1993 in Absatz 17.1. i geregelt:
«Zulässig sind Aminosäuremischungen und Eiweißhydrolisate bei angeborenen Enzymmangelkrankheiten, Elementaardiäten bei Morbus Crohn, Kurzdarmsyndrom, stark Untergewichtigen mit Mukoviszidose, bei Patienten mit terminaler Niereninsuffizienz unter eiweißarmer Ernährung und bei Patienten mit konsumierenden Erkrankungen sowie medizinisch indizierter Sondennahrung.

Sozialrechtlich ist die Sondenernährung für die Verordner nach § 31 SGB V budgetrelevant. Die ambulante Ernährungstherapie als häusliche Krankenpflege hat ihre gesetzliche Grundlage in § 31 SGB V. Im Einzelfall kann in der Praxis die Abgrenzung zu den Leistungen der Pflegeversicherung zu Schwierigkeiten führen. Die Verabreichung von Sondennahrung fällt unter die Grundpflege im Rahmen des § 37 SGB V bzw. gegebenenfalls unter die Pflegeversicherung (SGB XI), wenn der Pflegefall bereits eingetreten ist. Sonden und weitere notwendige Materialien zur Durchführung der enteralen Ernährung sind Hilfsmittel (Medizinprodukte) und werden von den Kostenträgern übernommen. Der Anspruch der Versicherten auf Erstattung der medizinischen indizierten bilanzierten Diäten ergibt sich aus § 27 und § 31 SGB V in Verbindung mit der gültigen Fassung Nummer 17.1.i der Arzneimittel-Richtlinien. In der Praxis wird die Erstattung hin und wieder von den Kostenträgern abgelehnt in de Annahme, es handle sich um Nahrungsmittel.

Abbildung: Vorteile der enteralen Ernährung
Quelle: Falk Foundation e.V.

Enterale Ernährung im häuslichen Bereich
Eine Versorgung mit enteraler Ernährung im häuslichen Bereich ist durch Home-Care-Unternehmen möglich, die durch speziell ausgebildete Krankenschwestern die Patientenbetreuung übernehmen (siehe Anhang).

Trink-, Sonden- und Zusatznahrungen
Es gibt eine Vielzahl von Herstellern von Trink-, Sonden- und Zusatznahrungen. Prinzipiell werden diese Nahrung in die Gruppen hochmolekular- und niedermolekular eingeteilt. Im akuten Schub können beispielsweise Biosorb Drink oder Isosource Standard als ballaststofffreie Trinknahrung gewählt werden. Als niedermolekulare Nahrung bietet sich die Spezialnahrung Elemental 028 oder Peptisorb an. Ballaststoffreiche Nahrung sollten nur im symptomfreien Intervall getrunken werden (z. B. Isosource Faser oder Bioplus). Als Zusatznahrung stehen unter anderem Meritene oder Fortimel, Fortifesh und Liquisorb kal zur Verfügung. Als ballaststofffreie Sondennahrungen stehen Isosource Energie sowie Nutrison MCT oder Nutrison Pepti zur Verfügung (siehe Anhang).

Abbildung: Hinweise zur Ernährung mit Trink- oder Sondennahrung
Quelle: Falk Foundation e.V.

Spezialnahrungen bei chronisch entzündlichen Darmerkrankungen:
Elemental 028 und Modulen IBD:
Chemisch definierte Nahrungen enthalten sogenannte Oligopeptide als Eiweißquelle und schmecken daher nicht besonders gut. In der Regel werden Oligopeptiddiäten daher auch über eine Sonde verabreicht. Elemental 028 wurde speziell für die Belange von CED-Patienten entwickelt. Es ist eine wohlschmeckende bilanzierte Trinknahrung, die zur ausschließlichen und ergänzenden Ernährung bei chronisch entzündlichen Darmerkrankungen geeignet ist. Neben Elemental 028 wurde Modulen IBD (inflammatory bowe disease = chronisch entzündliche Darmerkrankungen) speziell für Morbus Crohn und Colitis ulcerosa Patienten entwickelt. Beide Nahrungen finden ihren Einsatz im akuten Entzündungsschub und im symptomfreien Intervall.

Anus praeternaturalis und Stenosen:
Die Colitis ulcerosa ist durch eine Resektion des Dickdarms heilbar. In der Regel muss ein Anus praeternaturalis oder ein Pouch angelegt werden. Kommt es bei Morbus Crohn zur Ausbildung von Stenosen, ist immer eine ballaststofffreie bzw. -arme Kost (keine faserigen Lebensmittel wie Sauerkraut, Zitrusfrüchte oder Müsli) angezeigt. Fisteln können eine totale Nahrungskarenz erfordern.

Ernährung im symptomfreien Intervall:
Ausgehend von der Annahme, dass ein gesteigerter Konsum von Zucker, Zuckerhaltigem und eine geringe Aufnahme von ballaststoffreichen Lebensmitteln bei Morbus Crohn in der Entstehung bedeutsam ist, wurde der Wert einer zuckerarmen, ballaststoffreichen Diät im Hinblick auf Rezidivprophylaxe untersucht. Eine Multicenterstudie ergab, dass kein Unterschied zwischen dieser Ernährungsweise und einer üblichen gesunden Ernährung besteht. Im symptomfreien Intervall ist daher eine ausgewogene, vitamin- und mineralstoffreiche, eiweißreiche Ernährung zu gewährleisten. Zink sollte aufgrund seines antiinfammatorischen Effekts dauerhaft substituiert werden (Tagesdosis: 15 mg). Die Einhaltung einer leichten Vollkost ist nicht notwendig. Individuelle Nahrungsmittelunverträglichkeiten müssen ausgetestet werden (Ernährung-/Beschwerde-/Stuhltagebuch). Es gibt keine allgemeingültige, die Symptomfreiheit gewährleistende Crohn- oder Colitisdiät. Bei Colitis ulcerosa hat sich die Substitution von Omega-3-Fettsäuren (Fischölkapseln), die antiinflammatorisch wirken, bewährt. Gleichzeitig sollte eine geringe Arachidonsäurezufuhr erfolgen, da diese Fettsäure die Entzündung unterhält. Die Gabe von wasserlöslichen Ballaststoffen (Mucofalk) als adjuvante Therapie ist sinnvoll. Wasserlösliche Ballaststoffe sind geeignet, den Stuhl leicht einzudicken und werden von der Darmflora u. a. zu kurzkettigen Fettsäuren abgebaut, die den Ernährungsstatus der Darmschleimhaut im Colonbereich verbessern.

Abbildung: Ernährungstagebuch
Quelle: Falk Foundation e.V.

VFED-Ernährungsdreieck
Bildunterschrift: Patienten mit chronisch entzündlichen Darmerkrankungen sollten sich im symptomfreien Intervall ausgewogen und gesund ernähren. Eine Richtlinie für eine gesunde, ausgewogene Ernährung gibt das Ernährungsdreieck des Verbandes für Ernährung und Diätetik (VFED) e.V.

Eliminationsdiäten
In der Therapie chronisch entzündlicher Darmerkrankungen wird immer wieder über die Zufuhr oder ein Weglassen von Lebensmitteln diskutiert, die bei der Entstehung und Therapie bedeutsam sein könnten. Besondere Bedeutung hat eine vom Addenbrookes-Hospital in Cambridge propagierte Form der Eliminationsdiät. Erstmals wurde bereits 1935 über positive Effekte einer Eliminationsdiät bei nahrungsmittelsensitiver Colitis berichtet. Nahrungsmittel, die am häufigsten zur Unverträglichkeit führten, waren Getreide (insbesondere Weizen, Roggen und Hafer), Hefe, Milch, Eier, Kartoffeln, Kaffee, Tee, Pilze, Schokolade und Zwiebeln. Die Grundidee der Eliminationsdiät ist es Nahrungsmittel zu meiden, für die eine spezifische Intoleranz gegeben sein könnte. Das nachzuweisen ist aber sehr schwierig. Für eine Eliminationsdiät kommen nur Patienten in Frage, die unter enteraler Ernährung zur Remission gelangt sind. Regelmäßig erhält der Patienten in Absprache mit Diätassistenten einzelne Lebensmittel zum Speiseplan zugeführt. Bleibt er darunter beschwerdefrei, kann dieses Lebensmittel dauerhaft gegessen werden. Beschwerdeauslösende Lebensmittel müssen strikt gemieden werden. Die ersten 7 getesteten Lebensmittel sind: Huhn, Reis, Karotten/Mohrrüben, Birne, Sojamargarine, Sojamilch und Kartoffeln. Zusätzlich wird enterale Ernährung verabreicht. Die erheblichen Praktikabilitätsprobleme dieser Therapieform zeigen, dass eine hochmotivierte und einsichtige Patientengruppe vorauszusetzen ist. Zu betonen ist, dass Lebensmittel mehrfach ausgetestet werden müssen und die Prozedur der Austestung langwierig und kompliziert ist. Lebensmittel, die am häufigsten Beschwerden verursachten:

Weizen	69 %
Milch und Milchprodukte	48 %
Hefe	31 %
Mais	24 %
Bananen, Tomaten, Wein und Eier	14 %

Bei Morbus Crohn und Colitis ulcerosa handelt es sich nach dem heutigen Kenntnisstand aber nicht um Nahrungsmittelallergien. Daß Nahrungsmittelallergene für die Aktivität der Erkrankung verantwortlich sind, ist wenig wahrscheinlich. Es besteht aber der Verdacht, dass bestimmte – individuell unterschiedliche – Nahrungsmittelzusatzstoffe und Nahrungsmittel einen mitauslösenden Faktor spielen. Dazu sind weitere Untersuchungen und Studien notwendig.

Lutzdiät
Die Lutzdiät ist eine Sonderform der Eliminationsdiäten. Die Lutzdiät beschränkt die Zufuhr an Kohlenhydraten. Einzelne Patienten berichten über eine Wirksamkeit. Wurde das Konzept dieser Außenseiterkostform jedoch in kontrollierten Studien überprüft, so erwies es sich als wirkungslos. Es steht jedem Patienten frei, eine Lutzdiät auszuprobieren und die Effekte zu überprüfen. Wichtig ist jedoch, dass es nicht zu einer Mangelernährung oder Untergewicht kommen darf. Der Österreicher Mediziner Lutz vertritt seit Jahren die Ansicht, dass eine

Vielzahl von Erkrankungen – auch chronisch entzündliche Darmerkrankungen – Folge einer zu großen Kohlenhydrataufnahmemenge sind. Er empfiehlt daher eine kohlenhydratarme Kost, die nach Broteinheiten (BE) berechnet wird. Sonst berechnen nur insulinpflichtige Diabetiker ihre Kohlenhydrate nach BE´s.

Ballaststoffe in der Therapie chronisch entzündlicher Darmerkrankungen
Insbesondere wasserlösliche Ballaststoffe haben ihren festen Platz in der adjuvanten Therapie von chronisch entzündlichen Darmerkrankungen. Sie haben verschiedene Effekte, von denen insbesondere die stuhlandickende Wirkung wichtig ist. Zudem entstehen aus ihnen im Colon durch die Bakterien der Colonflora kurzkettige Fettsäuren. Sie sind physiologische Substrate der Energiegewinnung der Zellen der Colonschleimhaut. Ihre günstige Wirkung geht auf das Butyrat zurück. Untersuchungen belegen, dass die kurzkettige Fettsäure Butyrat von der normalen Dickdarmmucosa als Energieträger bevorzugt verstoffwechselt wird und dass dieser Prozess bei der Colitis ulcerosa gestört ist. Die Entzündungsaktivität im absteigenden Dickdarm lässt sich durch die Anwendung von Butyrat-Klysmen vermindern. Die diätetische Therapie besteht in der Gabe von wasserlöslichen Ballaststoffen (beispielsweise Plantago-ovata-Samenschalen), die die Butryratkonzentration im unteren Colonbereich erhöhen. Bei Colitis ulcerosa und einem Morbus Crohn mit Lokalisation im Colon sollte eine Ernährung ballaststoffreich sein (außer beim Vorliegen von Stenosen). Zudem sollten wasserlösliche Ballaststoffe in Form von Plantago-ovata-Samenschalen (indischer Flohsamen) als Arzneimittel (beispielsweise Mucofalk oder Metamucil) Bestandteil der adjuvanten Therapie bei Colitis ulcerosa und Morbus Crohn mit Lokalisation im Colon sein.

Kachexie / Mangelernährung:
Stationäre und ambulante Patienten mit chronisch entzündlichen Darmerkrankungen weisen oftmals die Zeichen einer allgemeinen Mangelernährung auf und sind häufig untergewichtig. Das trifft für Patienten im akuten entzündlichen Schub als auch im symptomfreien Intervall zu. Um eine Mangelernährung und/oder ein Untergewicht behandeln zu können ist die Verabreichung von hochkalorischen, eiweißreichen Trink- oder Zusatznahrungen sinnvoll. Die Gabe davon im symptomfreien Intervall kann sinnvoll sein. Trink- und Sondennahrungen werden bei CED Patienten von den Kostenträgern nach Verordnung erstattet. Unter Cortionstherapie muss eine Osteoporoseprophylaxe via kalziumreiche Ernährung durchgeführt werden. Übergewichte CED-Patienten sollten über die Vorteile des erhöhten Körpergewichts aufgeklärt und nicht zur Gewichtsreduktion angehalten werden. Die Verabreichung von Probionten (E. coli Stamm Nissle als Mutaflor) erscheint bei CED-Patienten angezeigt. Patienten mit Morbus Crohn sind durch die Lokalisation der Entzündung bedingt häufiger von Mangelernährung und Untergewicht betroffen als Patienten mit Colitis ulcerosa. Die Zeichen der Mangelernährung und das Untergewicht sind nach Einleitung einer künstlichen, enteralen oder parenteralen Ernährung meist rasch reversibel.

Ernährungsdefizite bei Morbus Crohn (fettgedruckt = besonders häufig)

Gewichtsverlust	**65 bis 75 %**
Niedriger Albuminspiegel	25 bis 80 %
Eiweißverlust über den Magen-Darm-Trakt	**65 bis 80 %**
Negative Stickstoffbilanz (Eiweißmangel)	**55 bis 75 %**
Anämien (Blutarmut)	**60 bis 80 %**
Eisenmangel	35 bis 50 %
Folsäuremangel	**50 bis 65 %**
Vitamin B12-Mangel	35 bis 45 %
Kalziummangel	10 bis 20 %
Magnesiummangel	14 bis 35 %

Kaliummangel	5 bis 20 %
Zinkmangel	**40 bis 55 %**
Vitamin-C-Mangel	10 bis 30 %
Vitamin-D-Mangel	**60 bis 80 %**
Vitamin-K-Mangel	10 bis 25 %

Vor dem Hintergrund der besonders häufigen Mangelzustände an Energie, Eiweiß, Folsäure, Zink und Vitamin-D erscheint eine Substitution dieser Stoffe über Zusatz- oder Trinknahrung oder Vitamin-/Mineralstoffpräparate bei allen Patienten mit Morbus Crohn angezeigt. Von den Spurenelementen ist häufig das Zink im Serum erniedrigt. Bei Diarrhoen ist die Stuhlzinkausscheidung deutlich erhöht, sodass Crohn- und Colitis Patienten einen deutlich erhöhten Zinkbedarf haben. Zudem ist das Spurenelement entzündungshemmend. Zink sollte in einer organischen Form gegeben werden, da diese besser resorbiert werden können. Es bietet sich Zinkhistidin (Zinkamin Falk oder Curazink), Zinkorotat (Zinkorotat POS) oder Zinkglukonat (Diazink) an. Die Zinkzufuhr über Tabletten sollte täglich zwischen 15 und 30 Milligramm liegen. Es ist sinnvoll, die Tabletten vor dem Schlafengehen und morgens nüchtern einzunehmen. Ein Vitamin B12 Mangel wird fast ausschließlich bei Morbus Crohn Patienten festgestellt. Vitamin B12 wird im terminalen Ileum, das bei vielen Morbus Crohn Patienten von der Entzündung betroffen ist, resorbiert. Bei Resektionen von mehr als 100cm des terminalen Ileums kommt es ebenfalls zu Mangelerscheinungen. Oftmals ist der Mangel nur durch die parenterale Gabe von Vitamin B12 ausgleichbar, da entweder kaum resorbiert wird oder da ein Kurzdarmsyndrom vorliegt.

Ernährungsdefizite bei Colitis ulcerosa (fettgedruckt = besonders häufig)

Gewichtsverlust	20 bis 60 %
Niedriger Albuminspiegel	25 bis 50 %
Anämien (Blutarmut)	**60 %**
Eisenmangel	**80 %**
Folsäuremangel	30 bis 40 %
Vitamin B12-Mangel	5 %
Vitamin-D-Mangel	**35 %**

Durch den Lokalisationsort und die Art der Entzündung bedingt kommt es bei Colitis ulcerosa häufig zu einem Eisenmangel, der eine Anämie hervorruft. Zur Bekämpfung der Eisenmangelanämie muss Eisen (in Form von 100 mg Eisen-(II)-Sulfat) und Kupfer (in Form von 1,5 mg Kupferorotat) in Tablettenform gegeben werden. Kupfer hat eine wichtige Rolle im Eisenstoffwechsel und oftmals sind Eisenmangelanämien durch einen gleichzeitig vorliegenden und nicht behandelten Kupfermangel nicht therapierbar. Zur Verbesserung der Eisenresorption dienen Vitamin C und Fruchtsäuren. Daher ist es sinnvoll Eisentabletten mit Fruchtsaft, beispielsweise Orangensaft einzunehmen. Da Gerbsäure die Eisenaufnahme hemmt, sollten Eisentabletten nicht mit schwarzem Tee eingenommen werden. Zink und Eisenpräparate sollten ebenfalls nicht zusammen eingenommen werden, da sie sich gegenseitig in der Resorption vermindern.

Ein unzureichender Ernährungszustand reduziert die Wund- und Fistelheilung und senkt die Toleranz gegenüber weiteren Blut- und Eiweißverlusten. Ein Mangel an Folsäure, Niacin und insbesondere Zink kann das Auftreten von Diarrhoen begünstigen und die Entzündungsaktivität heraufsetzen. Schwer therapierbare Diarrhoen können auch auf einen Zinkmangel zurückzuführen sein. Langanhaltende Diarrhoen wiederum begünstigen die Entstehung eines Zinkmangels. Daher ist CED-Patienten, die über längere Zeit an Diarrhoen leiden, die Einnahme von Zinkpräparaten anzuraten. Gut resorptionsfähig sind die organischen Zinkverbinden Zinkglukonat, Zinkorotat und besonders Zinkhistidin. Diese Verbindung zeichnet sich durch

eine hervorragende Resorptionsfähigkeit und gleichzeitig durch den antientzündlichen Effekt von Histidin aus.

Eiweißreiche Lebensmittel

1. Hartkäse Dreiviertelfettstufe	38,5 g/100 g	356,6 kcal/100 g
2. Magermilchpulver	35,5 g/100 g	368,3 kcal/100 g
3. Sauermilchkäse Magerstufe	30,0 g/100 g	131,2 kcal/100 g
4. Rind Filet (Lende) (ma) frisch gegart	29,6 g/100 g	152,0 kcal/100 g
5. Schwein Kotelett (mf) frisch gegart	28,7 g/100 g	210,6 kcal/100 g
6. Gouda	25,5 g/100 g	365,0 kcal/100 g
7. Pute Schenkel frisch gegart	25,3 g/100 g	188,8 kcal/100 g
8. Nüsse frisch	25,3 g/100 g	561,7 kcal/100 g
9. Zander frisch gegart Fischzuschnitt	22,3 g/100 g	96,1 kcal/100 g
10. Tatar (Schabefleisch) frisch	21,4 g/100 g	113,5 kcal/100 g

Eisenreiche Lebensmittel

1. Hausmacher Blutwurst	17,0 mg/100 g	343,9 kcal/100 g
2. Schwein Leber gegart	15,4 mg/100 g	123,3 kcal/100 g
3. Kürbiskern frisch	12,5 mg/100 g	560,2 kcal/100 g
4. Sojamehl (entfettet) entbittert	12,0 mg/100 g	196,7 kcal/100 g
5. Sesam frisch	10,0 mg/100 g	559,0 kcal/100 g
6. Pinienkern frisch	9,2 mg/100 g	575,5 kcal/100 g
7. Hirse ganzes Korn	9,0 mg/100 g	330,8 kcal/100 g
8. Leinsamen frisch	8,2 mg/100 g	372,4 kcal/100 g
9. Kalbsleberwurst	7,4 mg/100 g	316,7 kcal/100 g
10. Hühnerei Eigelb	7,2 mg/100 g	348,7 kcal/100 g

Folsäurereiche Lebensmittel

1. Brathähnchen Leber gegart	317,0 µg/100 g	146,7 kcal/100 g
2. Weizen Keim	304,0 µg/100 g	313,8 kcal/100 g
3. Sojamehl (entfettet) entbittert	301,0 µg/100 g	196,7 kcal/100 g
4. Rind Leber gegart	226,0 µg/100 g	147,0 kcal/100 g
5. Kalb Leber gegart	205,0 µg/100 g	146,5 kcal/100 g
6. Algen frisch	108,0 µg/100 g	36,6 kcal/100 g
7. Tomaten Konzentrat	96,0 µg/100 g	175,2 kcal/100 g
8. Bohnen dick getrocknet	82,0 µg/100 g	326,0 kcal/100 g
9. Schwein Leber gegart	78,0 µg/100 g	123,3 kcal/100 g
10. Fenchel frisch	76,0 µg/100 g	24,6 kcal/100 g

Magnesiumreiche Lebensmittel

1. Kürbiskern frisch	402,0 mg/100 g	560,2 kcal/100 g
2. Sonnenblumenkern frisch	395,0 mg/100 g	574,8 kcal/100 g
3. Leinsamen frisch	350,0 mg/100 g	372,4 kcal/100 g
4. Sesam frisch	347,0 mg/100 g	559,0 kcal/100 g
5. Mohn frisch	333,0 mg/100 g	472,3 kcal/100 g
6. Sojamehl (entfettet) entbittert	300,0 mg/100 g	196,7 kcal/100 g
7. Cashewnuß geröstet	255,0 mg/100 g	594,6 kcal/100 g

8. Weizen Keim	250,0 mg/100 g	313,8 kcal/100 g
9. Pinienkern frisch	235,0 mg/100 g	575,5 kcal/100 g
10. Mandel süß frisch	220,0 mg/100 g	569,6 kcal/100 g

Zinkreiche Lebensmittel

1. Auster frisch	85,0 mg/100 g	63,1 kcal/100 g
2. Mohn frisch	10,0 mg/100 g	472,3 kcal/100 g
3. Sesam frisch	7,8 mg/100 g	559,0 kcal/100 g
4. Kürbiskern frisch	7,0 mg/100 g	560,2 kcal/100 g
5. Schwein Leber gegart	6,2 mg/100 g	123,3 kcal/100 g
6. Rind Fleisch (mf) frisch gegart	6,1 mg/100 g	180,4 kcal/100 g
7. Sonnenblumenkern frisch	5,1 mg/100 g	574,8 kcal/100 g
8. Blauschimmel Rahmstufe	5,1 mg/100 g	358,5 kcal/100 g
9. Bergkäse Vollfettstufe	5,1 mg/100 g	384,1 kcal/100 g
10. Hartkäse Magerstufe	5,0 mg/100 g	167,3 kcal/100 g

Kaliumreiche Lebensmittel

1. Sojamehl (entfettet) entbittert	2200,0 mg/100 g	196,7 kcal/100 g
2. Aprikose getrocknet	1654,0 mg/100 g	249,5 kcal/100 g
3. Magermilchpulver	1600,0 mg/100 g	368,3 kcal/100 g
4. Bohnen dick getrocknet	1227,0 mg/100 g	326,0 kcal/100 g
5. Pflaumen getrocknet	1218,0 mg/100 g	261,0 kcal/100 g
6. Banane getrocknet	1201,0 mg/100 g	290,6 kcal/100 g
7. Tomatenmark	1150,0 mg/100 g	73,9 kcal/100 g
8. Feige getrocknet	1082,0 mg/100 g	284,4 kcal/100 g
9. Kartoffelchips (verzehrsfertig)	1000,0 mg/100 g	535,9 kcal/100 g
10. Weintrauben getrocknet	813,0 mg/100 g	303,8 kcal/100 g

Vitamin-C-reiche Lebensmittel

1. Hagebutte Konzentrat	2060,3 mg/100 g	246,7 kcal/100 g
2. Sanddornbeere Konzentrat	1414,5 mg/100 g	401,3 kcal/100 g
3. Johannisbeere schwarz frisch	189,0 mg/100 g	57,1 kcal/100 g
4. Petersilienblatt frisch	166,0 mg/100 g	52,6 kcal/100 g
5. Tomaten Konzentrat	149,1 mg/100 g	175,2 kcal/100 g
6. Gemüsepaprika rot frisch	140,0 mg/100 g	36,8 kcal/100 g
7. Gemüsepaprika grün frisch	139,0 mg/100 g	20,3 kcal/100 g
8. Kräutermischung	94,3 mg/100 g	45,2 kcal/100 g
9. Fenchel frisch	93,0 mg/100 g	24,6 kcal/100 g
10. Papaya frisch	82,0 mg/100 g	12,9 kcal/100 g

Vitamin-K-reiche Lebensmittel

1. Petersilienblatt frisch	790,0 µg/100 g	52,6 kcal/100 g
2. Kresse frisch	600,0 µg/100 g	38,0 kcal/100 g
3. Schnittlauch frisch	570,0 µg/100 g	27,2 kcal/100 g
4. Mangold frisch	400,0 µg/100 g	25,3 kcal/100 g
5. Spinat tiefgefroren gegart	364,0 µg/100 g	20,1 kcal/100 g
6. Zwiebeln frisch gegart	348,0 µg/100 g	23,9 kcal/100 g

7. Schalotte frisch	310,0 µg/100 g	22,0 kcal/100 g
8. Zwiebeln frisch	310,0 µg/100 g	28,0 kcal/100 g
9. Traubenkernöl	280,0 µg/100 g	880,0 kcal/100 g
10. Fenchel frisch gegart	268,0 µg/100 g	22,2 kcal/100 g

Vitamin-D-reiche Lebensmittel

1. Lebertran	330,0 µg/100 g	882,6 kcal/100 g
2. Matjeshering gesalzen	27,0 µg/100 g	282,0 kcal/100 g
3. Bückling	25,0 µg/100 g	217,3 kcal/100 g
4. Aal frisch Fischzuschnitt gegart	25,0 µg/100 g	266,5 kcal/100 g
5. Forelle frisch gegart Fischzuschnitt	22,0 µg/100 g	122,6 kcal/100 g
6. Aal geräuchert	22,0 µg/100 g	290,4 kcal/100 g
7. Bismarckhering Konserve, abgetropft	21,0 µg/100 g	180,0 kcal/100 g
8. Forelle geräuchert	20,0 µg/100 g	120,0 kcal/100 g
9. Brathering Konserve, abgetropft	18,0 µg/100 g	192,6 kcal/100 g
10. Heringsfilet in Tomatensoße	18,0 µg/100 g	184,3 kcal/100 g

Vitamin-B12-reiche Lebensmittel

1. Rind Leber gegart	67,0 µg/100 g	147,0 kcal/100 g
2. Kalb Leber gegart	62,0 µg/100 g	146,5 kcal/100 g
3. Schwein Leber gegart	40,0 µg/100 g	123,3 kcal/100 g
4. Algen frisch	20,0 µg/100 g	36,6 kcal/100 g
5. Kaviar echt	16,0 µg/100 g	259,3 kcal/100 g
6. Auster frisch	14,0 µg/100 g	63,1 kcal/100 g
7. Kalbsleberwurst	14,0 µg/100 g	316,7 kcal/100 g
8. Leberwurst fein	13,0 µg/100 g	328,4 kcal/100 g
9. Leberpastete	13,0 µg/100 g	299,5 kcal/100 g
10. Auster frisch gegart	12,0 µg/100 g	65,0 kcal/100 g

Omega-3-Fettsäuren

Omega-3-Fettsäuren wirken entzündungshemmend. Omega-3-Fettsäuren sind hochungesättigte Fettsäuren, die im Fett von bestimmten Fischarten in höherer Konzentration vorkommen. Im Ablauf der Nahrungskette (Phytoplankton enthält Omega-3-Fettsäuren) reichern sich die Omega-3-Fettsäuren in diesen Fischen, wie beispielsweise Aal, Bückling, Hering, Lachs, Ölsardine oder Tunfisch an. Zuchtfische, wie beispielsweise Zuchtlachs, enthalten in der Regel durch die industrielle Fütterung keine oder deutlich geringere Mengen Omega-3-Fettsäuren als Meeresfische.

Gehalt an Omega-3-Fettsäuren (g / 100 g Fisch)*

Aal	11,8
Bückling	4,9
Flunder	0,2
Forelle	1,2
Hecht	0,4
Heilbutt	1,1
Hering	5,1
Kabeljau	0,2
Karpfen	2,5
Lachs	7,1

Makrele	4,0
Ölsardine	5,7
Rotbarsch	1,4
Sardine	2,4
Scholle	0,3
Seehecht	0,4
Seezunge	0,5
Tunfisch	6,8
Zander	0,3

*Analysegrundlage: Freilebende See- oder Süßwasserfische - keine Zuchtfische

Omega-3-Fettsäuren haben eine Vielzahl medizinischer Effekte und finden Einsatz in der Therapie von entzündlichen Erkrankungen (beispielsweise rheumatoide Arthritis), Herz-Gefäß-Krankheiten (Senkung des Triglyzeridspiegels, Verringerung der Thrombozytenaggregation, Senkung des Blutdrucks) oder bei Diabetes mellitus, Asthma, Nieren- und Autoimmunerkrankungen sowie im Rahmen der Krebstherapie. Omega-3-Fettsäuren verringern die Bildung von Entzündungsübermittelnden Substanzen (Entzündungsmediatoren) und finden daher auch Einsatz bei chronisch entzündlichen Darmerkrankungen. Bei Morbus Crohn und Colitis ulcerosa ist LTB4 (Leukotrien B4) der Hauptmediator der Entzündungsschübe. Omega-3-Fettsäuren hemmen die Bildung von LTB4 und fördern die Entstehung es schwächer entzündungsförderlichen LTB 5. Bei Colitis ulcerosa wurden in der Darmmucosa erhöhte Konzentrationen an den Entzündungsmediatoren Arachidonsäure, LTB4 und PGE2 gemessen. In einer Reihe von klinischen Untersuchungen ergab sich, dass die Gesamtsituation bei Morbus Crohn und Colitis ulcerosa ausgeprägt verbessert wird. Die LTB4-Werte sanken unter der Gabe von Omega-3-Fettsäuren zum Teil signifikant und der Dosis an Basistherapeutika wie Sulfasalazin und Glucocorticoiden konnte deutlich reduziert werden. Scheinbar fördern Omega-3-Fettsäuren als zusätzlicher Therapiebaustein die Remission. Nach den bisher vorliegenden Studien ist eine Therapie mit Omega-3-Fettsäuren zusätzlich und nicht ausschließlich angezeigt. Bei der Behandlung chronisch entzündlicher Darmerkrankungen, insbesondere Colitis ulcerosa, konnte in mehreren klinischen Studien ein signifikanter Rückgang der Beschwerden (Koliken und Durchfall) erzielt werden. Die Ergebnisse von klinischen Studien zur Wirkung von Omega-3-Fettsäuren bei Morbus Crohn sind nicht einheitlich. Während bei einigen deutliche Effekte ausblieben, zeigten neuere Studien bei Patienten in der Remissionsphase eine Reduktion der Rückfallquote und Senkung verschiedener Entzündungsparameter. Mittels Omega-3-Fettsäuren konnte bei Colitis-Betroffenen eine 53 prozentige Reduktion der Krankheitsaktivität erzielt werden. Unter Placebo lag die Reduktion nur bei 4 Prozent. Auch die Rezidivrate ließ sich mittels Omega-3-Fettsäure-Gabe reduzieren.

Effekte von Omega-3-Fettsäuren (Ergebnisse von 9 Studien)

1. Deutliche Besserung klinischer Aktivität
2. Besserung der Gesamtsymptomatik
3. Gewichtszunahme
4. Reduktion der Entzündungsparameter
5. Abnehmender Glucocorticoidbedarf
6. Beschleunigte Remission
7. Reduzierte Rezidivrate

Die Analyse von 9 Studien ergibt, dass täglich dauerhaft 3,5 Gramm Omega-3-Fettsäuren verabreicht werden müssen. In den Studien gab es eine Schwankungsbreite von 0,6 bis 5,6 Gramm Omega-3-Fettsäuren täglich. In Deutschland sind verschiedene Arzneimittel (bei-

spielsweise Eicosan oder Ameu) auf der Basis von Fischöl mit einem hohen Gehalt an Omega-3-Fettsäuren (Eicosapentaensäure und Docosahexaensäure) zugelassen. Allein durch den Verzehr von Fisch können nicht ausreichend Omega-3-Fettsäuren aufgenommen werden, so dass es empfehlenswert ist, Arzneimittel auf Basis von Fischöl einzunehmen. Trotzdem ist der Konsum von Fisch für Patienten mit chronisch entzündlichen Darmerkrankungen sinnvoll, da er reichlich gut verwertbares Eiweiß, Zink, Jod, Omega-3-Fettsäuren und weitere essentielle Stoffe enthält. Es ist sinnvoll, wöchentlich 2 bis 3 Fischmahlzeiten einzuhalten. Weitere Informationen zur antientzündlichen Ernährungsweise sind im Buch „Genussvoll essen bei Rheuma" zu finden (s. Anhang).

Milcheiweißallergie und Milchzuckerunverträglichkeit (Laktoseintoleranz)
Ein Meiden von Milcheiweiß führt im akuten Entzündungsschub bei einem Viertel der Patienten mit Colitis ulcerosa und einem Drittel der Patienten mit Morbus Crohn zur Verringerung der Diarrhoen. Daher sollte im akuten Entzündungsschub auf Milch, Milchprodukte und milcheiweißhaltige Produkte verzichtet werden. Im symptomfreien Intervall können diese Lebensmittel wieder in den Speiseplan einfließen, wenn keine Milchzuckerunverträglichkeit und/oder Milcheiweißallergie besteht. Zu einer Milchzuckerunverträglichkeit kommt es insbesondere bei Morbus Crohn, da das milchzuckerspaltende Enzym Laktase in der Dünndarmschleimhaut gebildet wird. Eine entzündete Schleimhaut bildet weniger Laktase. Das führt dazu, dass Milchzucker nicht gespalten und aufgenommen werden kann und unverdaut in den Dickdarm gelangt. Hier führt er zu Durchfall, Bauchschmerzen und Blähungen. Der Arzt stellt eine Milchzuckerverträglichkeit mit einem Laktosebelastungstest (Laktose = Milchzucker) oder einem H2-Atemtest fest. Die Therapie besteht in der Substitution des Enzyms Laktase (beispielsweise Kerutabs oder Kerulac) und der Meidung von laktosereichen Lebensmitteln, Getränken und Speisen. Natürlicherweise kommt Milchzucker nur in Milch vor. Oftmals liegt die Unverträglichkeit nur im Schub vor und im symptomfreien Intervall wird Milchzucker vertragen. Gut vertragen werden in der Regel auch Joghurt und andere gesäuerte Milchprodukte, da die enthaltene bakterielle Laktase bei der Verdauung des Milchzuckers hilft. Das trifft insbesondere auf probiotische Milchprodukte zu.

Carrageen
Der Lebensmittelzusatzstoff Carrageen (E 407) erzeugt im Tierversuch Veränderungen an der Schleimhaut von Ratten. Beim Menschen konnte dies bisher nicht bestätigt werden. Aufgrund der Beobachtung beim Tier sollten Patienten mit chronisch entzündlichen Darmerkrankungen diesen Zusatzstoff, der beispielsweise in Fertigkakao, Bisquits, Desserts, Pudding, Eiskreme, Sahnespray oder Salatsoßen enthalten sein kann, meiden. Enterale Ernährung, die Carrageen enthält, tragen den Hinweis, dass sie bei CED nicht geeignet sind. Carrageen ist ein Stabilisator, der beispielsweise bei Fertigkakao die Kakaoteilchen in Schwebe hält, sodass sie nicht zu Boden sinken. Carrageen wird aus Algen gewonnen. Vorsichtshalber sollten Patienten mit CED alle carrageenhaltigen Produkte meiden. Carrageen ist auf der Zutatenliste von Lebensmitteln als Carrageen oder E 407 angegeben.

Laktosegehalt von Milch und Milcherzeugnissen

Lebensmittel	g Laktose/100g
Konsummilch (Frischmilch, H-Milch)	4,8-5,0
Milchmixgetränke (Schoko, Mokka, Vanille, Erdbeere, Banane, Nuss)	4,4-5,4
Dickmilch	3,7-5,3
Frucht-Dickmilch	3,2-4,4
Joghurt	3,7-5,6
Joghurtzubereitungen (Schoko, Nuss, Müsli, Mokka, Vanille)	3,5-6,0
Kefir	3,5-6,0
Buttermilch	3,5-4,0
Sahne, Rahm (süß, sauer)	2,8-3,6

Creme fraîche	2,0-3,6
Creme double	2,6-4,5
Kaffeesahne 10-15 % Fett	3,8-4,0
Kondensmilch 4-10 % Fett	9,3-12,5
Butter	0,6-0,7
Butterschmalz	-
Milchpulver	38,0-51,5
Molke, Molkegetränke	2,0-5,2
Desserts (Fertigprodukte: Cremes, Pudding, Milchreis, Grießbrei)	3,3-6,3
Eiscreme (Milch-, Frucht-, Joghurteis)	5,1-6,9
Sahneeis	1,9
Magerquark	4,1
Rahm-, Doppelrahmfrischkäse	3,4-4,0
Speisequark 10-70 % Fett i. Tr.	2,0-3,8
Schichtkäse 10-50 % Fett i. Tr.	2,9-3,8
Hüttenkäse 20 % Fett i. Tr.	2,6
Frischkäsezubereitungen 10-70 % Fett i. Tr.	2,0-3,8
Schmelzkäse 10-70 % fett i. Tr.	2,8-6,3
Käsefondue (Fertigprodukt)	1,8
Käsepastete 60-70 % Fett i. Tr.	1,9
Kochkäse 0-45 % Fett i. Tr.	3,2-3,9
Hart-, Schnitt-, Weichkäse: Emmentaler, Bergkäse, Berghofkäse, Reibkäse, Parmesan, Alpkäse, Edamer, Gouda, Tilsiter, Stauferkäse, Steppenkäse, Trappistenkäse, Appenzeller, Backsteiner, Brie, Camembert, Weichkäse, Weinkäse, Weißlacker, Chester, Edelpilzkäse, Schafskäse, Havarti, Jerome, Limburger, Romadur, Mozzarella, Münsterkäse, Raclette, Räucherkäse, Sandwich-Käsepastete, Bad Aiblinger Rahmkäse, Butterkäse, Esrom, Sauermilchkäse (Harzer, Mainzer, Handkäse)	Laktosefrei

Diabetes mellitus durch Kortisontherapie

Kortison ist ein blutzuckererhöhendes Hormon. Muss bei CED langfristig und hochdosiert mit Kortison behandelt werden, kann es zur Ausbildung eines Diabetes mellitus (Zuckerkrankheit) kommen. Diese spezielle Diabetesform ist immer insulinpflichtig. Bei Diabetes mellitus bezeichnet der Arzt als steroidbedingten Diabetes mellitus. Diabetiker müssen eine diabetesgerechte Ernährung einhalten. CED-Patienten, die einen Diabetes haben oder im Rahmen der Kortisontherapie entwickeln müssen eine individuelle diätetische Beratung durch erfahrene Diätassistenten und Diabetesberater der Deutschen Diabetesgesellschaft mitmachen. Weiter Informationen liefert das Buch „Genussvoll essen bei Diabetes“ (siehe Anhang).

Chologene Diarrhoe

Gallensalz werden in der Leber produziert, in der Gallenblase gespeichert und an den Dünndarm zur Fettverdauung abgegeben. Die Gallensalze werden im terminalen Ileum zurückresorbiert. Ist eine starke Entzündung oder hat eine Resektion dieses Abschnitts stattgefunden, veramt der Körper an Gallensalzen. Dadurch kann Fett schlecht verdaut und aufgenommen werden. Das führt zur Mangelernährung und Durchfall. Zur Behandlung der chologenen Diarrhoe gehört die Meidung von normalem Koch- und Streichfett. Um nicht zu wenig Energie zuzuführen muss ein Spezialfett gegeben werden, dass mittelkettige Triglyzeride enthält, die ohne Gallensalze aufgenommen werden können. In schweren Fällen ist es erforderlich, auch fettreiche Nahrungsmittel durch fettarme zu ersetzen. In diesem Falle ist eine Diätberatung durch erfahrene Diätassistenten anzuraten.

Ernährung bei Stenosen

Kommt es durch eine chronisch entzündliche Darmerkrankung zur Ausbildung von Stenosen (= Engstellen im Darm), sollten ballaststoffreiche, faserige Lebensmittel gemieden werden. Dazu gehören Apfel mit Schale, Orangen, Mandarinen, Grapefruits, Tomaten, Blattsalate,

Kohl, Spinat, Schwarzwurzeln, Kleie, Nüsse, Müsli, Vollkornbrot, Pilze, ungeschältes Obst und Trockenobst. Stenosen sind insbesondere bei Morbus Crohn häufig.

Oxalsäure und Nierensteine
CED-Patienten leiden 20 bis 70 mal häufiger unter Nierensteinen als Gesunde. In der Regel sind es Oxalsäuresteine. Beim Gesunden wird Oxalsäure, mit aus der Nahrung stammt, mit Kalzium im Darm zu einem unlöslichen Stoff (Kalziumoxalat). Dieser Stoff wird ausgeschieden. Die Oxalsäure kommt in Nahrungsmittel vor und ist Abbauprodukt des Vitamins C. Kommt es bei Morbus Crohn oder Colitis ulcerosa zu einer Fettverwertungsstörung (siehe chologene Diarrhoe), gelangt ungespaltenes Fett in den Dickdarm. Hier verbindet es sich mit Kalzium und es steht wenig Kalzium für die Oxalsäurebindung zu Verfügung. Dadurch wird Oxalsäure vermehrt aufgenommen und in der Niere kommt es zur Gefahr der Nierensteinbildung. Liegt eine schlechte Fettverwertung vor, muss eine MCT-Diät durchgeführt werden, die kalziumreich und oxalsäurearm ist.

Abbildung: Oxalsäurereich ...
Quelle: Falk Foundation e.V.

Zusammenfassung
Morbus Crohn und Colitis ulcerosa sind nach dem bisherigen Kenntnisstand keine ernährungsbedingten Erkrankungen. Es ist nicht eindeutig geklärt, ob der Ausbruch einer chronisch entzündlichen Darmerkrankungen durch Ernährungsfaktoren beeinflusst wird oder nicht. Eine einheitliche Croh-Colitis-Diät gibt es nicht. Es muss zwischen der Ernährung im symptomfreien Intervall und akuten Entzündungsschub unterschieden werden. Viele CED-Betroffene, insbesondere Morbus Crohn-Patienten, leiden unter Untergewicht und Mangelernährung. Die Ernährungstherapie muss gewährleisten, dass der Ernährungszustand der CED-Betroffen optimal ist. Im akuten Entzündungsschub ist die enterale Ernährung mit Trink-, Sonden- und Zusatznahrung der parenteralen Ernährung überlegen. Enterale Ernährung, Ausgleich von Mangelzuständen und medikamentöse antientzündliche Therapie sollten zum Therapiekonzept im akuten Entzündungsschub gehören. Ein akuter Entzündungsschub kann nicht durch den Genuss von Lebensmittel ausgelöst werden. Morbus Crohn und Colitis ulcerosa sollten individuell durch erfahrene Diätassistenten beraten werden. Die Gabe von wasserlöslichen Ballaststoffen, dem Spurenelement Zink und von Fischölkapseln sind zusätzliche therapeutische Möglichkeiten. Außenseiterkostformen wie die Lutzdiät können im Einzelfall hilfreich sein, einer klinischen Überprüfung halten sie nicht stand. Bei Komplikationen wie Stenosen oder Milchzuckerunverträglichkeit muss eine intensive diätetische Beratung erfolgen. Patienten mit chronisch entzündlichen Darmerkrankungen sollten ein Ernährungs-, Beschwerde- und Stuhltagebuch führen und auf Lebensmittel verzichten, die sie schlecht vertragen können.

Abbildung: Ernährungsempfehlungen im symptomfreien Intervall
Quelle: Falk-Foundation e.V.

Sven-David Müller, M.Sc, Diätassistent und Diabetesberater DDG, Haddamshäuser Weg 4a, 35096 Weimar an der Lahn, www.svendavidmueller.de, diaetmueller@web.de

Literatur: Ernährungsratgeber Magen-Darm, Sven-David Müller, Schlütersche Verlagsanstalt, Ernährungsratgeber Morbus Crohn und Colitus ulcerosa, Sven-David Müller, Schlütersche Verlagsanstalt